뇌 운동(Brain Health) 인지 학습지

인지훈련 프로그램

Level B

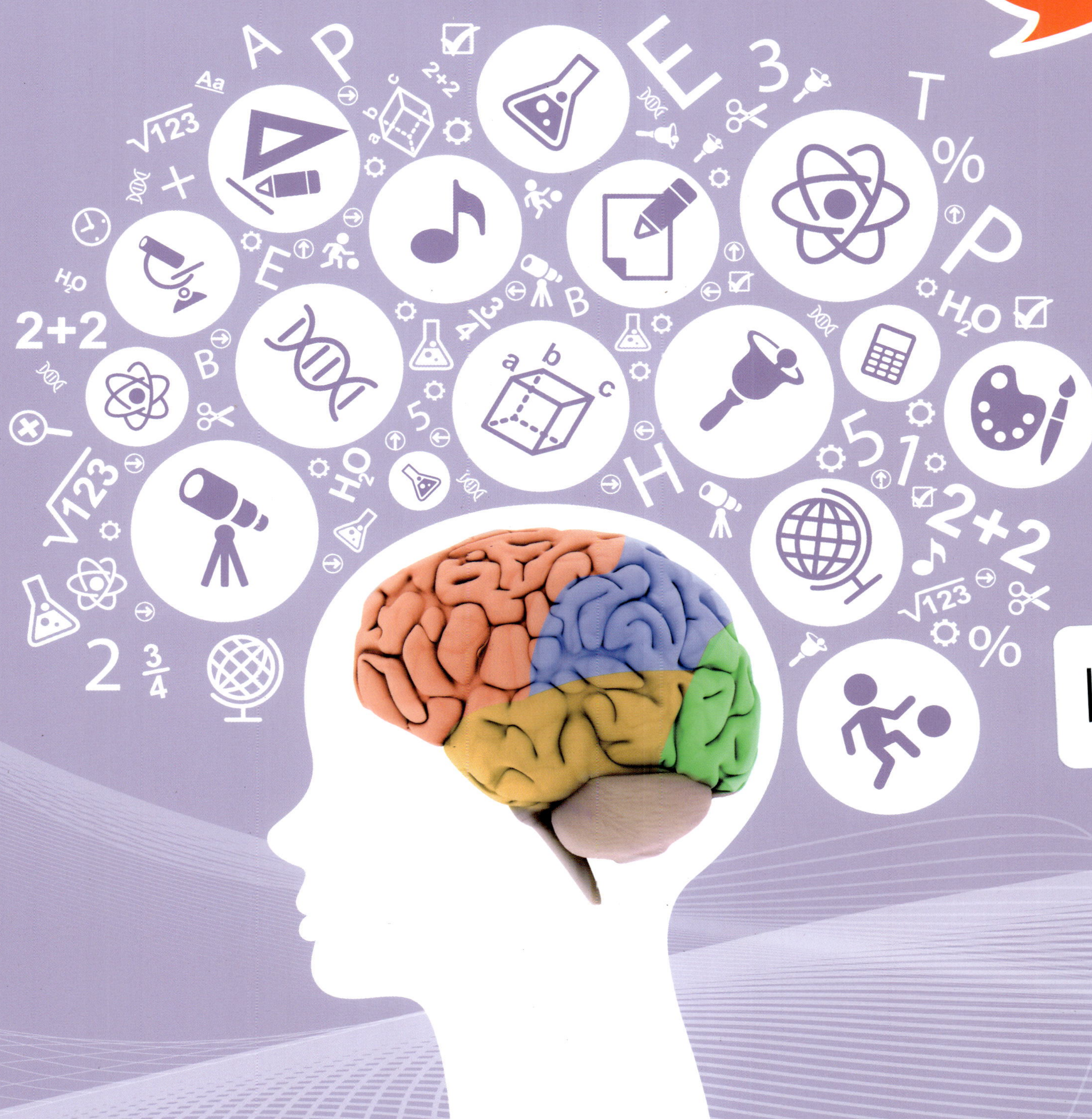

willis Brain Health
WILLIS COGNITIVE SCIENCE CENTER
윌리스 인지과학연구소

뇌 운동(Brain Health) 인지 학습지

인지학습지는 신경심리학적으로 접근을 통하여 개발하였으며 실용성을 높이기 위해 학습지 형태로 제작되었습니다. 심리검사에 사용되는 기법을 모태로 하여 과학적이고 체계적인 인지훈련 도구로 발전시켰습니다. 또한 Level A1에서 C까지 총 5계로 구성되어 인지기능 수준별 학습이 가능합니다. 인지기능별 수준을 고려하여 너무 쉽거나 어렵지 않고, 흥미를 느낄 수 있도록 제작하였습니다. 흥미를 잃지 않기 위해서 소재를 일상생활에서 중요한 것이나, 삶의 현장에서 쉽게 접할 수 있는 것으로 선택하여 실제적으로 도움이 될 수 있도록 하였습니다. 인지학습지는 노인 연령뿐 아니라 인지훈련이 필요한 전 연령층에 적용 가능한 프로그램입니다.

인지학습지 훈련프로그램은 하루 8문제로 구성되어 있으며 7가지 인지영역(지남력과 주의력, 지각력, 기억력, 개념형성과 추리력, 관리기능과 운동, 구성능력, 언어와 언어 연관기능)이 모두 포함되도록 하였습니다. 하루에 한 장씩 프로그램을 꾸준히 하고, 일주일에 5일 이상 하면 더욱 효과적입니다.

프로그램의 진행은 제시된 문제를 읽고 답을 찾는 방식입니다. 필기감을 느낄 수 있도록 연필을 사용하는 것이 좋습니다. 프로그램 바로 밑에는 작은 글씨로 답이 적혀져 있어 답을 확인할 수 있습니다. 정신이 맑고 안정된 상태에서 집중해서 하시기를 권합니다.

더 많은 프로그램을 원하시는 경우 www.brainhealth.co.kr을 이용해 주시기 바랍니다.

인지영역 분류 및 설명

지남력과 주의력은 자신과 외부와의 연관성을 파악하고 관심을 유지 및 집중하는 능력이며 **지각력**은 감각 자극을 인식하는 능력을 말합니다. 또한 감각기관을 통해 유입된 새로운 정보를 학습하고 쓸 수 있는 능력이 바로 **기억력**입니다. **개념형성과 추리력**은 외부 문제 상황을 해결 할 때 사고의 과정을 진행하고 원인을 추론 하는 능력이며 판단 및 계획을 관장하는 최고 상위의 인지기능은 **관리기능**을 말합니다. 마지막으로 방향과 공간 개념을 인식하는 **시공간 지각력 및 구성능력**이 있으며 말을 하고 적절한 문장을 구사하게 하는 **언어 기능**이 있습니다.

저 자

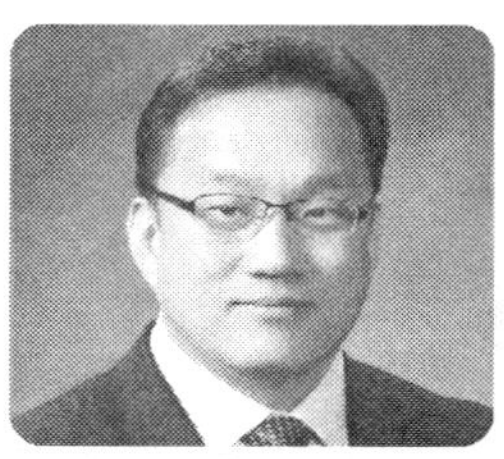

김 태 유

- 부산 윌리스 신경과(병원장)
- 대한신경과학회 정책위원회 위원
- 대한신경과개원의협의회 간행이사

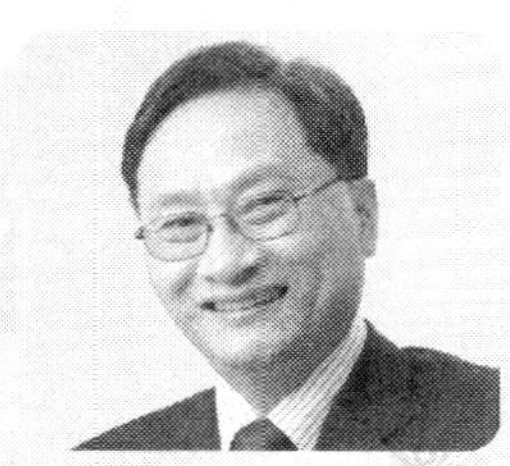

한 설 희

- 건국대학교병원 병원장
- 광진구 치매지원센터장
- 대한치매학회 명예회장

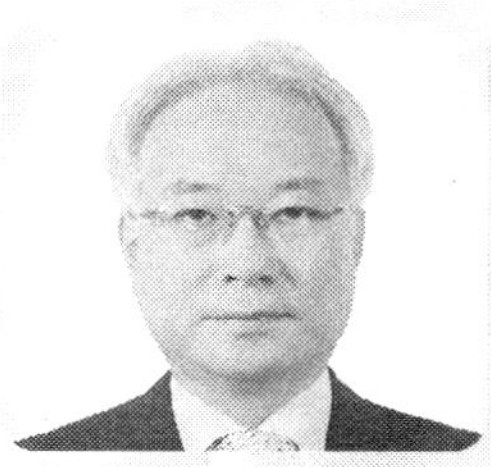

한 일 우

- 서울시 강남 구립 행복요양병원
- 대한치매학회 이사장

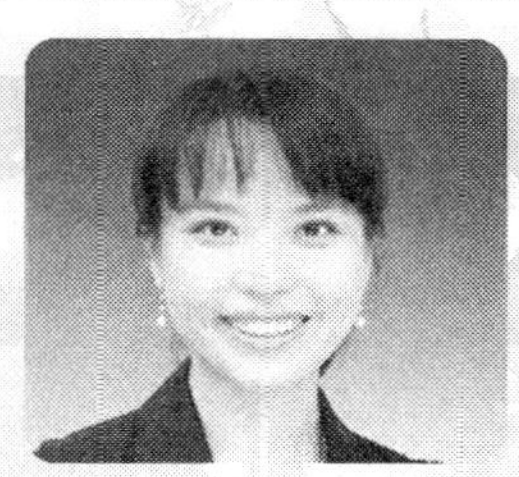

김 희 진

- 한양대학교병원 신경과학교실(조교수)
- 대한치매학회 교육간사

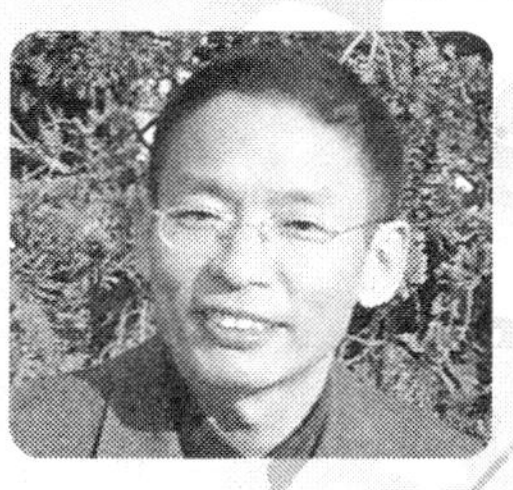

김 홍 근

- 대구대학교 재활과학대학 재활심리학과(교수)
- 한국재활심리학회 회장

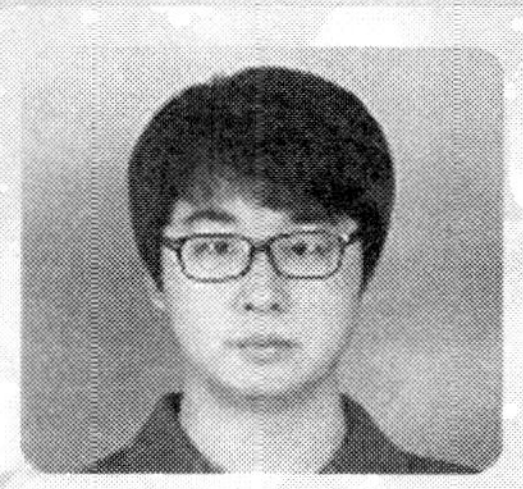

김 갑 묵

- 윌리스 인지과학연구소장
- 한국재활심리학회 사무국장

인지훈련 프로그램

_____년 _____월 _____일

왼쪽에 있는 원주민이 어릴 적 잃어버린 쌍둥이 동생을 애타게 찾고 있네요!
오른쪽 상자 안에 있는 원주민들 중, 사각형 안에 있는 원주민과 똑같이 생긴 원주민을 찾아 동그라미 해 보세요.

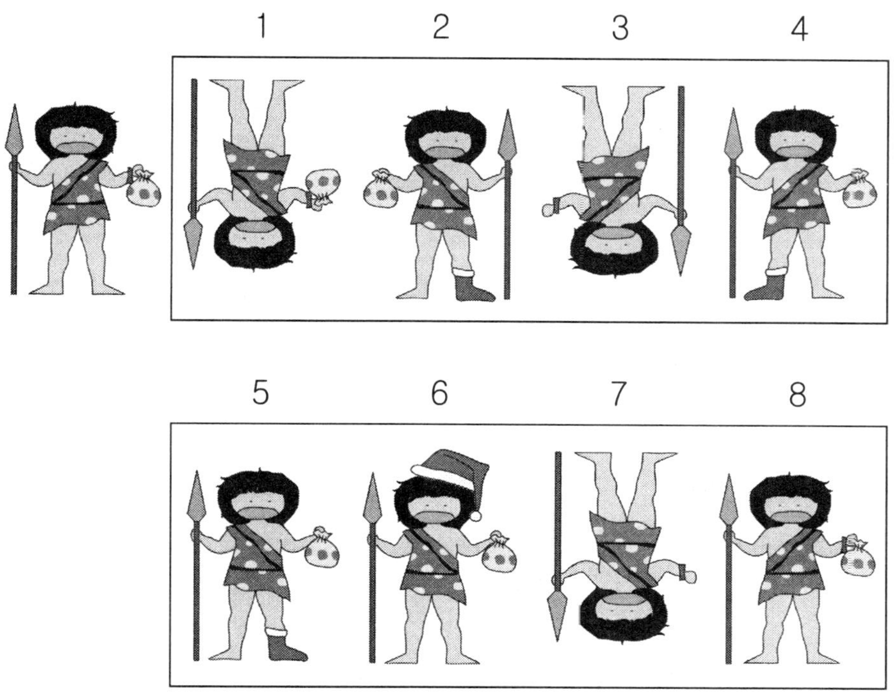

정답) 8

위 그림과 똑같이 아래 그림에 도형을 채워 넣으세요.

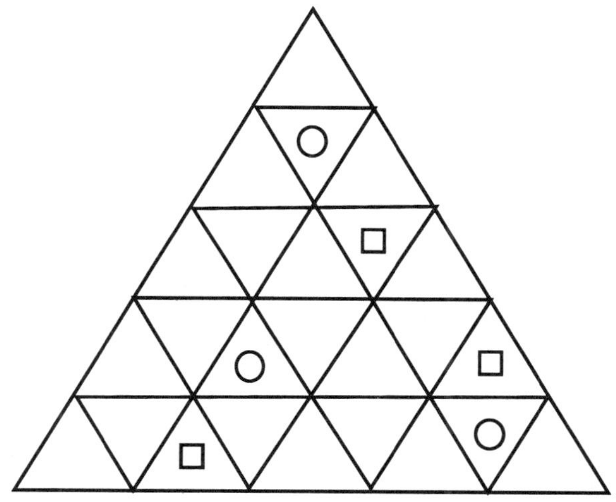

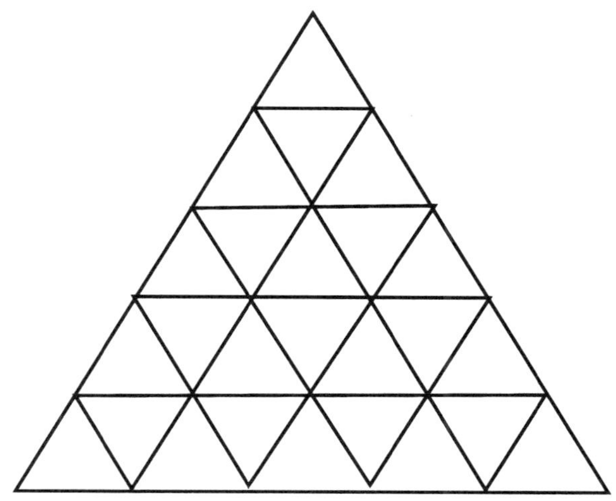

렌트카를 빌려 타기로 했습니다. 차량 번호가 길에 쓰여 있네요. 줄을 그으며 가 봅시다.
(주의! 벽에 선이 닿지 않도록 하세요.)

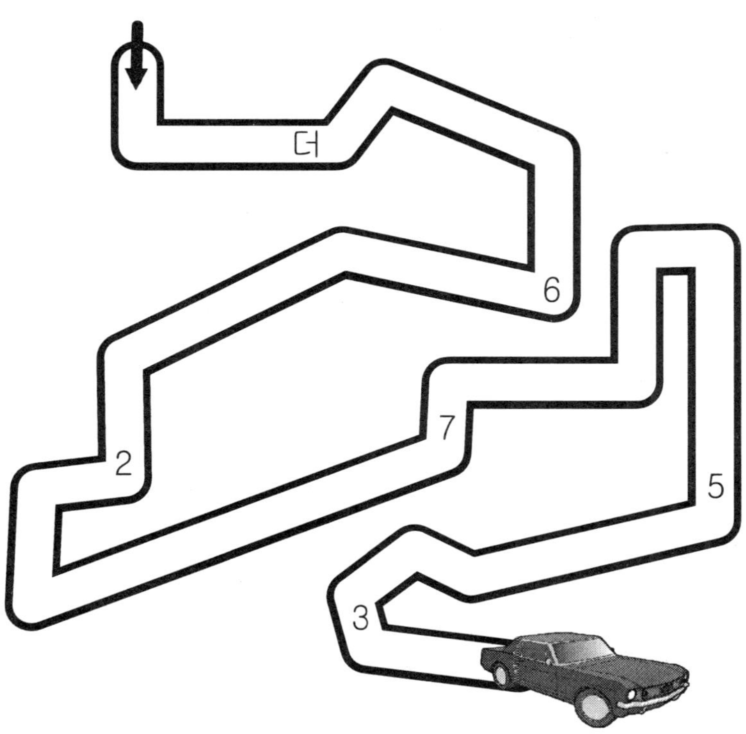

1. 렌트카 번호는?
2. 역순으로 이야기 해 보세요.

정답) 더, 6, 2, 7, 5, 3 / 3, 5, 7, 2, 6, 더

<보기>에서 기호와 짝지어진 숫자를 잘 보고, 각 기호에 해당하는 숫자를 빈칸에 넣어 보세요.
(보기에서 없는 기호가 있을 수도 있습니다)

<보기>

∫	≅	≒	⊄	⊥	⦣	‰	″	※
1	2	3	4	5	6	7	8	9

≒	⊄	∗	∫	″	⦣	≅	⊥	‰	⊥

‰	≒	≅	※	⦣	⊄	∞	∫	⊥	″

⊄	<	∫	≅	⊥	÷	″	≒	⦣	※

정답) 첫 줄 – 3, 4, 없음, 1, 8, / 6, 2, 5, 7, 5 / 둘째 줄 – 7, 3, 2, 9, 6, / 4, 없음, 1, 5, 8
셋째 줄 – 4, 없음, 1, 2, 5, / 없음, 8, 3, 6, 9

왼쪽의 1부터 5까지 연결된 선을 따라가서 만나게 된 단어를 적어보세요.

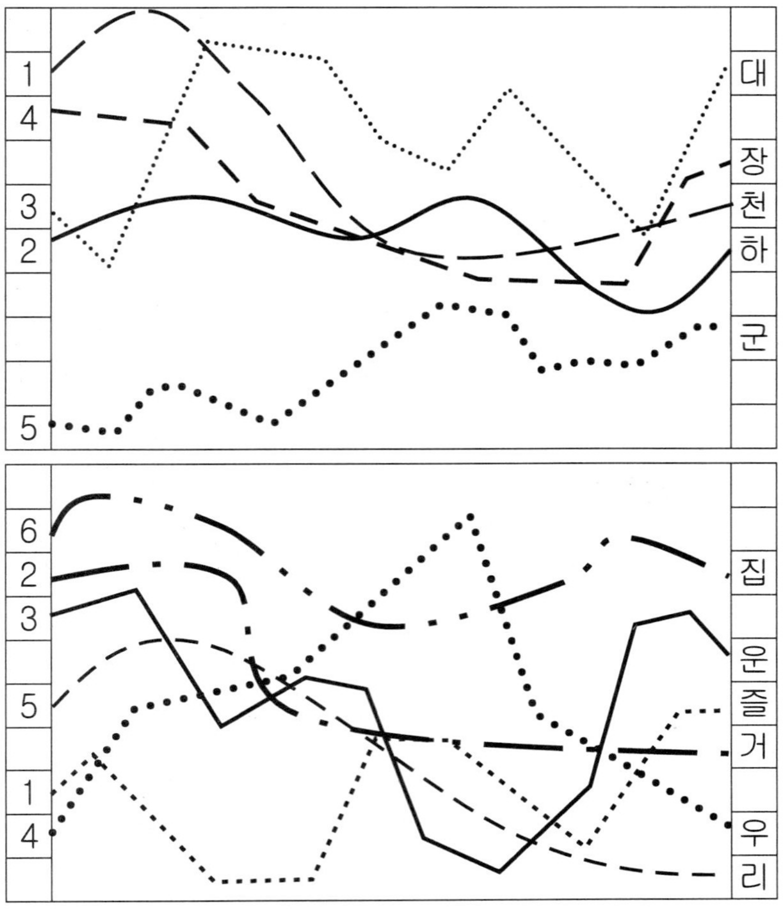

정답) 천하대장군, 즐거운 우리 집

우리 아파트 게시판에 붙어 있는 안내문입니다. 두 안내문을 잘 비교해 보니, 어랏? 틀린 부분이 보이네요.
서로 다른 내용을 찾아 오른 쪽 안내문에 동그라미로 표시해 보세요. (답, 총 9 부분이 다릅니다.)

우리아파트 게시판	우리아파트 개시판
잠깐만!	잠깐만 !
외출 시 꼭 살펴보세요.	외출 시 살펴보세요.
실내에서는 금연	실내에서는 금연!
1. 가스는 끄셨나요?	1. 가스는 끄셨나요?
2. 문은 잠그셨나요?	2. 문은 닫으셨나요?
3. 전기코드는 뽑아놓으셨나요?	3. 전기코드는 뽑아놓았나요?
4. 수도꼭지는 잠그셨나요?	4. 수도꼭지는 잠그셨나요?
5. 창문은 닫으셨나요?	5. 창문은 꼭 닫으셨나요?
우리아파트 관리사무실	우리아파트 관리사무실
전화. Tel. 051-100-1009	전화. Tel-051-100-1009
➤ 본 부착물은 상기 업체의 협찬으로 제작 되었으므로 훼손을 금합니다.	➤ 본 부착물은 상기 업체의 협찬으로 제작 되었으므로 훼손을 금함.

정답) 개시판, 꼭, ! 위치, 문은 닫으셨나요?, 뽑아놓았나요?, 꼭, Tel-, 훼손을 금함.

어휘력 향상 프로그램입니다. 기사의 제목으로 사용될 수 있는 문장들 입니다. 여러분의 상상력으로 기사의 제목을 채워보세요. 괄호 안에 똑같은 낱말이 들어갑니다.

1. 눈 폭탄 덕분에 속옷, ( ) 매출 '껑충'
   ( ) 신기 힘들어 하시는 부모님…혹시 허리디스크?
   일본에서 새해 선물로 신발과 ( )을 선물해서는 안 된다.
   2010년 기념 210족 초대형 ( )세트 판매
   2주간 연속으로 신어도 냄새가 나지 않고 무좀도 예방할 수 있는 기능성 ( )

2. 이번 주 올림픽 ( )은 '月 火 水 金 金 金'
   부산의 축제를 한눈에… 문화( ) 제작, 배포합니다.
   한국 미술작품이 ( )에 실려 세계로
   어린이 그림으로 만든 ( )
   품귀현상 극심해진 새해 ( ) 구하기
   ( ) 인심 옛말… 개성만점 '귀하신 몸'

3. 나폴레옹이 찬 3억5천만원 명품( ) "눈으로만 감상하세요"
   손목( ) 역사 = 롤렉스의 역사
   순종이 사용한 회중( ) 경매
   스위스 ( ) 수출 15개월 만에 증가
   스와치 사장이 양손에 ( )를 차는 이유? 이야깃거리 만들려고

정답) 1. 양말 / 2. 달력 / 3. 시계

다음 그림을 보면서 이름이 무엇인지 말해보세요. 여러 번 그림 이름을 말해 본 뒤 책을 덮고 어떤 그림이 있었는지 생각해 보세요. 총 12개의 그림이 있습니다. 3번 반복해 보세요.

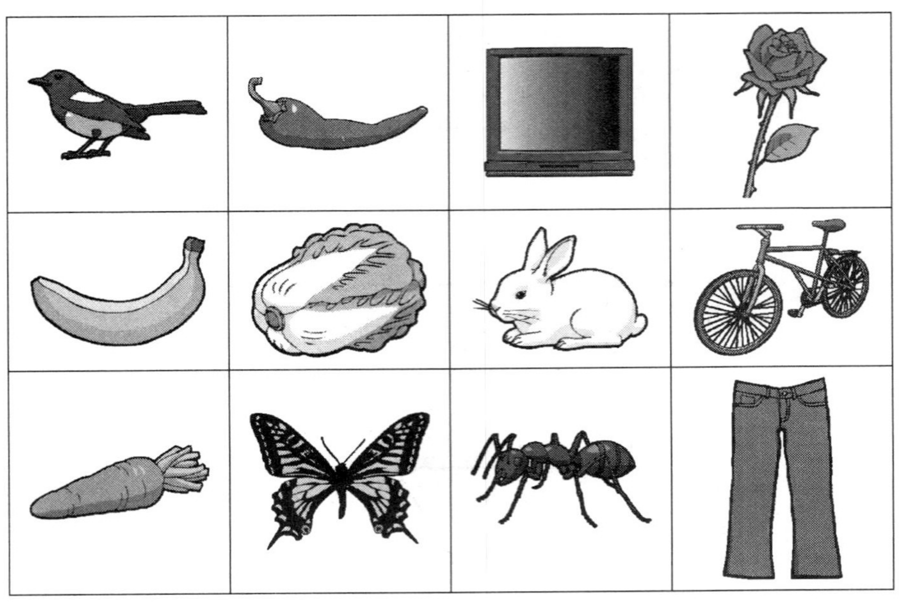

아래에 있는 것들 중에 위 그림에 이제는 없었던 것을 동그라미로 표시해 보세요.

바지	손전등	텔레비젼	물방개	토끼
두꺼비	고추	대파	배추	메론
자전거	버스	강아지	까치	대추
당근	바나나	제비	지네	개미
꿀밤	장미	정수기	나비	동백

정답) 두꺼비, 꿀밤, 손전등, 버스, 대파, 강아지, 제비, 정수기, 물방개, 지네, 메론, 대추, 동백

인지훈련 프로그램

______년 _____월 _____일

낭떠러지 길을 차를 타고 갑니다. 길어 글이 쓰여 있는데 잘 보면서 가야 합니다. 줄을 그으며 가 봅시다.
(주의! 선이 낭떠러지 쪽으로 떨어지지 않도록 하세요.)

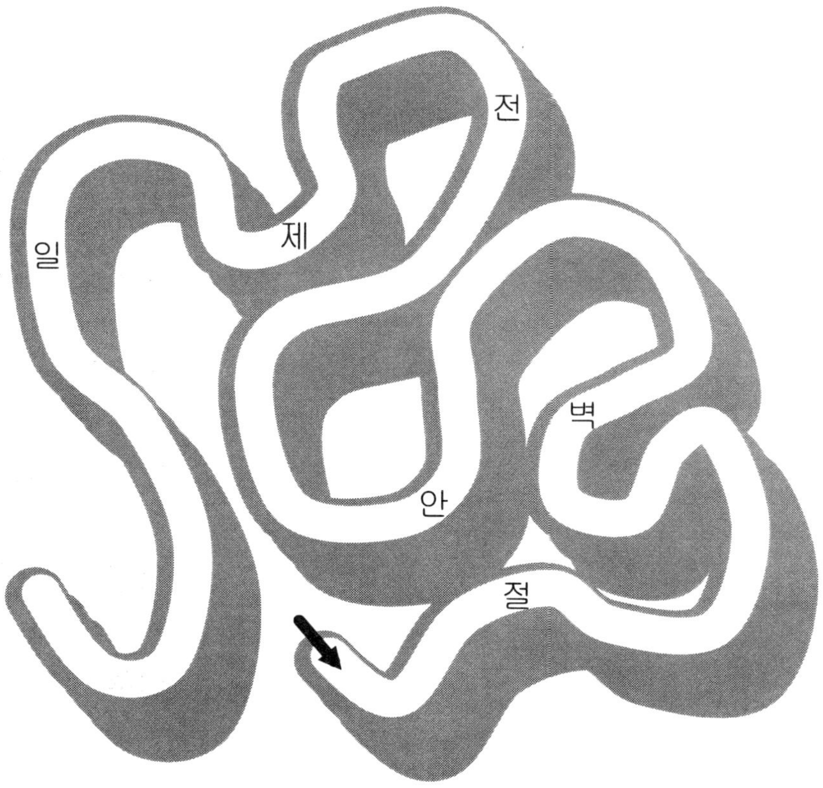

1. 글자는?
2. 역순으로 이야기 해 보세요.

정답) 절, 벽, 안, 전, 제, 일 / 일, 제, 전, 안, 벽, 절

왼쪽에 있는 원주민이 어릴 적 잃어버린 쌍둥이 동생을 애타게 찾고 있네요!
오른쪽 상자 안에 있는 원주민들 중, 사각형 안에 있는 원주민과 똑같이 생긴 원주민을 찾아 동그라미 해 보세요.

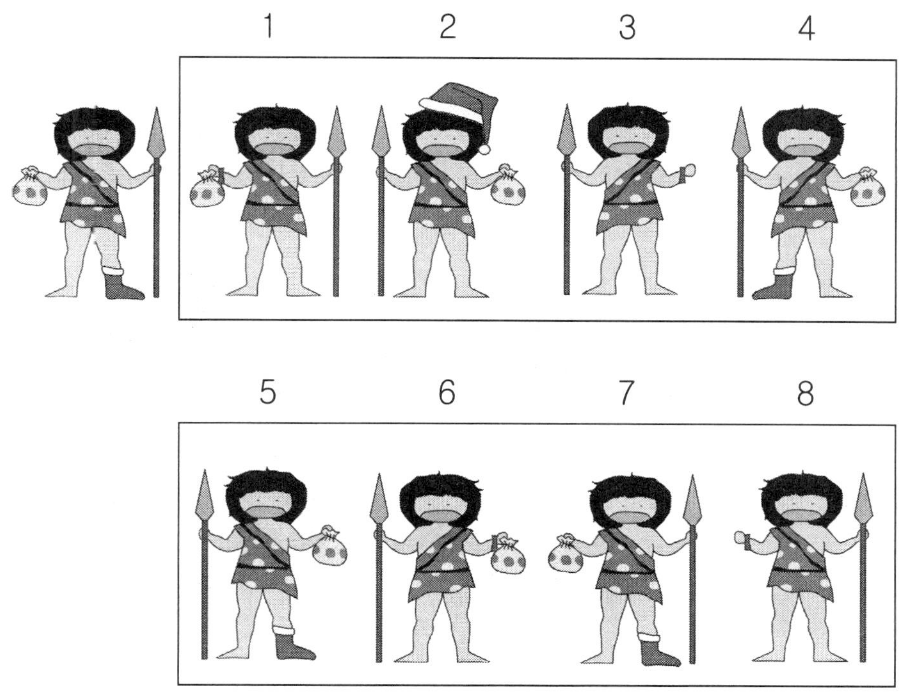

정답) 7

위쪽에 글자와 연결된 선을 차례대로 따라가 보면, 어떤 단어가 완성되는지 한번 맞춰 보세요.

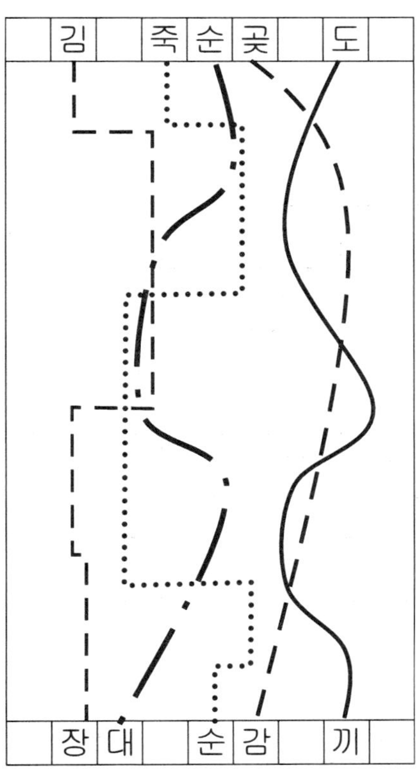

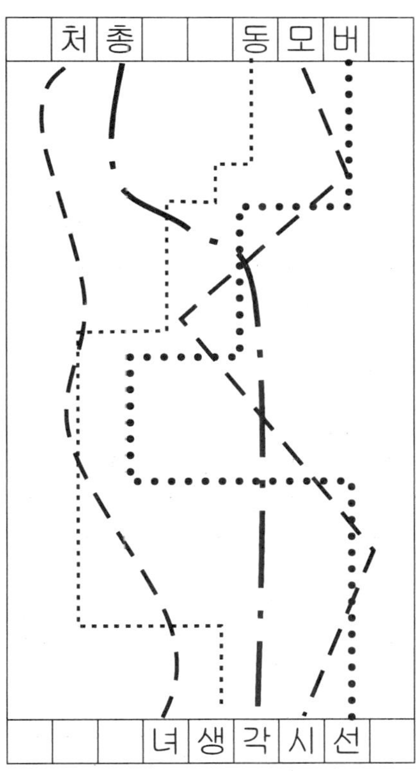

정답) 김장, 죽순, 순대, 곶감, 도끼 / 처녀, 총각, 동생, 모시, 버선

다음의 그림카드를 두 번 크게 소리 내어 읽어 보세요.

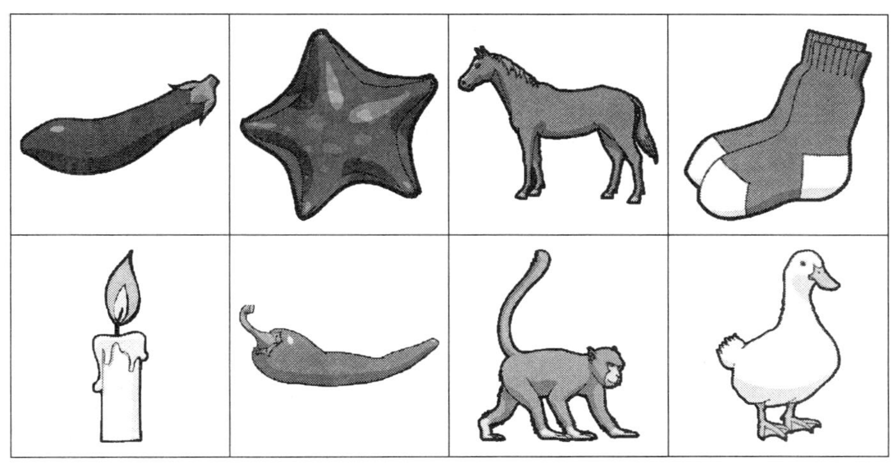

자, 이제 책을 덮고 어떤 그림들이 있었는지 소리내어 말해 볼까요? 총 8개 그림입니다.

정답) 가지, 불가사리, 말, 양말, 초, 고추, 원숭이, 오리

<보기>에서 기호와 짝지어진 숫자를 잘 보고, 각 기호에 해당하는 숫자를 빈칸에 넣어 보세요.

<보기>

∂	∑	∅	Δ	∉	∵	∜	∴	⊢
1	2	3	4	5	6	7	8	9

∉	∜	∂	⊢	∴	∑	∵	∅	∜	Δ

⊢	∵	∴	Δ	∂	∅	∉	∴	∜	∑

Δ	∂	∑	∜	⊢	∵	∉	∴	∅	∂

정답) 첫 줄 - 5, 7, 1, 9, 8, / 2, 6, 3, 7, 4 / 둘째 줄 - 9, 6, 8, 4, 1, / 3, 5, 8, 7, 2
셋째 줄 - 4, 1, 2, 7, 9, / 6, 5, 8, 3, 1

빈칸에 들어가야 할 말은 무엇일까요?

(　　)비무환

(　　)두철미

공(　　)도덕

단체(　　)람

과(　　)금지

시(　　)엄수

주(　　)야독

정답) 유, 철, 중, 관, 속, 간, 경

다음 그림을 보면서 이름이 무엇인지 말해보세요. 3 번 그림 이름을 말해 본 뒤 책을 덮고 어떤 그림이 있었는지 생각해 보세요. 총 12개의 그림이 있습니다.

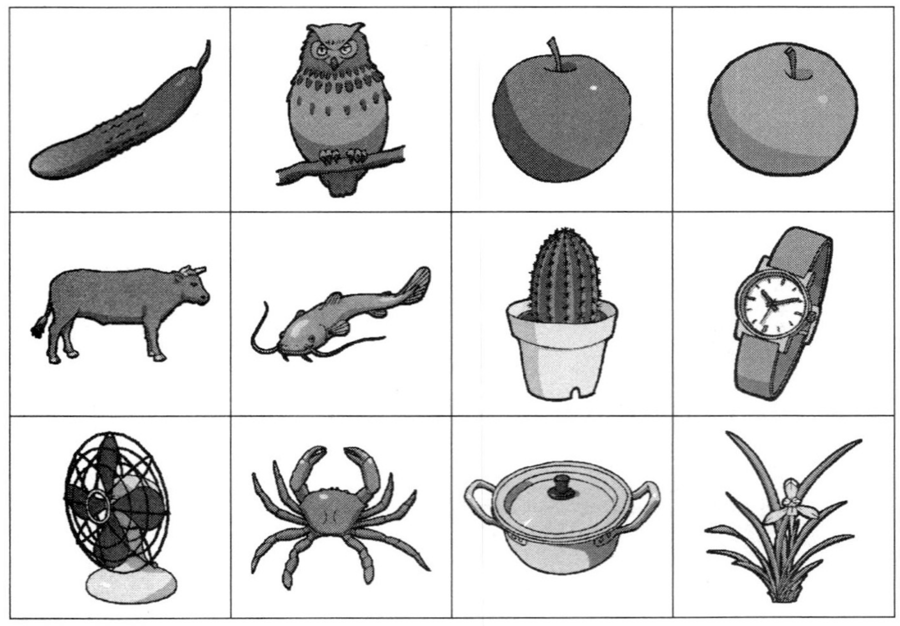

아래에 있는 것들 중에 위 그림에 있었던 것을 동그라미로 표시해 보세요.

주걱	냄비	통조림	손목시계	귤
소	성게	참새	사과	호두
수세미	선인장	잉어	망치	배
오이	게	도장	난초	메기
벌	물개	선풍기	부엉이	고구마

정답) 오이, 소, 선풍기, 부엉이, 메기, 게, 사과, 선인장, 냄비, 배, 손목시계, 난초

반찬을 만들기 위해 도마 위에 야채를 올려 두었습니다. 화살표 방향부터 연필로 연결해 보세요.

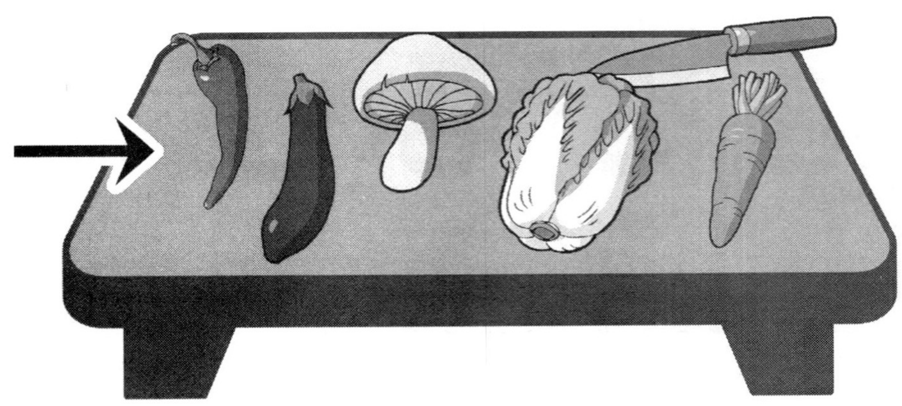

1. 위의 그림을 가리고, 도마 위 있는 채소 5가지를 이야기해보세요.

2. 칼자루 밑에 있던 채소는?

3. 붉은 색의 야채 2가지는?

정답) 1. 고추, 가지, 버섯, 배추, 당근 / 2. 당근 / 3. 고추, 당근

인지훈련 프로그램

_______년_____월_____일

<보기>에서 기호와 짝지어진 숫자를 잘 보고, 각 기호에 해당하는 숫자를 빈칸에 넣어 보세요.

<보기>

√	∪	∀	⊂	≥	⊆	∝	∋	Ⅱ
1	2	3	4	5	6	7	8	9

∀	√	∝	∀	∪	∋	⊆	Ⅱ	⊂	∝

∋	⊆	∀	√	≥	∀	∝	√	∪	∋

∪	⊆	Ⅱ	∀	∋	√	∝	∪	≥	Ⅱ

정답) 첫 줄 - 3, 1, 7, 3, 2, / 8, 6, 9, 4, 7 / 둘째 줄 - 8, 6, 3, 1, 5, / 3, 7, 1, 2, 8
셋째 줄 - 2, 6, 9, 3, 8, / 1, 7, 2, 5, 9

일기도에는 풍속과 풍향을 기호로 표시합니다. <보기>에는 풍속과 이에 맞는 기호를 짝지어 두었습니다. 각 기호에 해당하는 숫자만 빈칸에 넣어 보세요.

<보기>

풍속 (32m/s) 북동풍						
	2m/sec	5m/sec	7m/sec	12m/sec	25m/sec	30m/sec

m/sec	m/sec	m/sec	m/sec	m/sec	m/sec	m/sec	m/sec

m/sec	m/sec	m/sec	m/sec	m/sec	m/sec	m/sec	m/sec

정답) 첫 줄 5, 2, 12, 30, 7, 2, 25, 7 / 둘째 줄 12, 5, 30, 2, 7, 25, 5, 32

왼쪽에 있는 원주민이 어릴 적 잃어버린 쌍둥이 동생을 애타게 찾고 있네요!
오른쪽 상자 안에 있는 원주민들 중, 사각형 안에 있는 원주민과 똑같이 생긴 원주민을 찾아 동그라미 해 보세요.

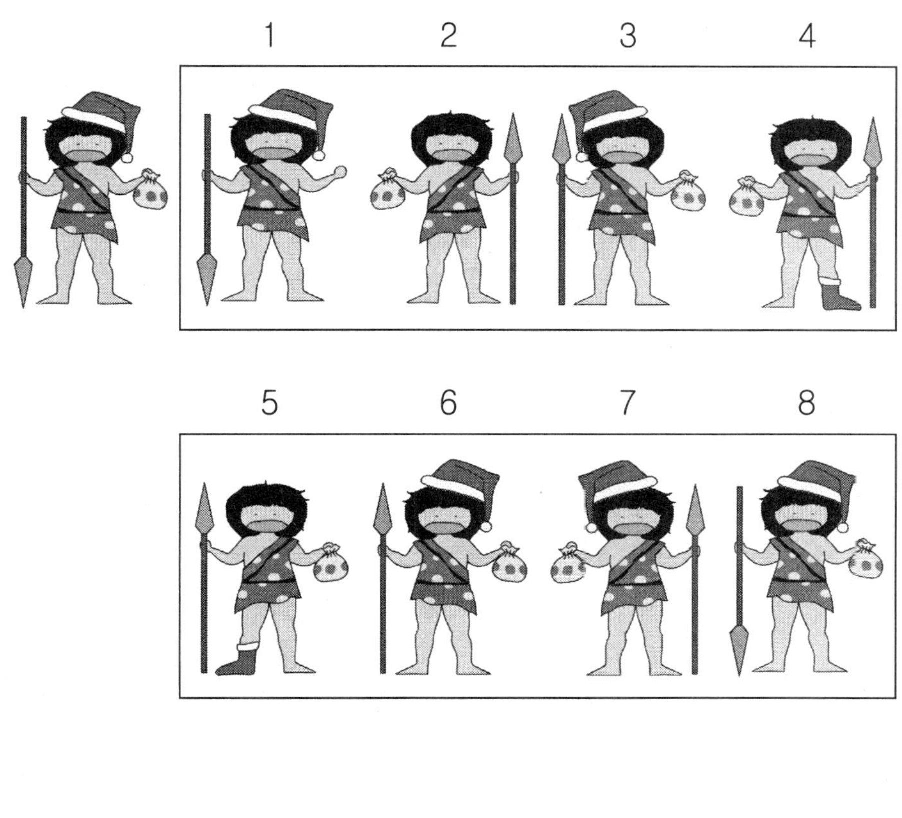

정답) 8

어부가 낚시를 하고 있습니다. 낚시에 여러 종류의 어류가 잡혔습니다. 제일 큰 고기를 잡은 낚시대는 어떤 것일까요?

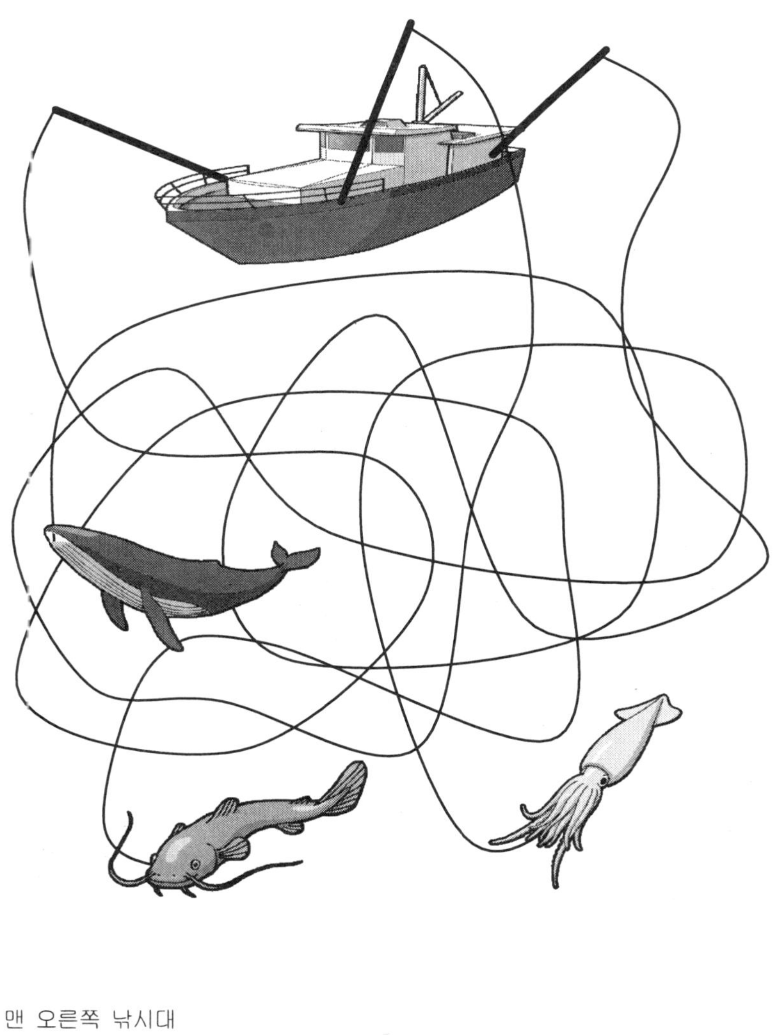

정답) 맨 오른쪽 낚시대

다음 그림을 보면서 이름이 무엇인지 말해보세요. 3번 그림 이름을 말해 본 뒤 책을 덮고 어떤 그림이 있었는지 생각해 보세요. 총 12개의 그림이 있습니다.

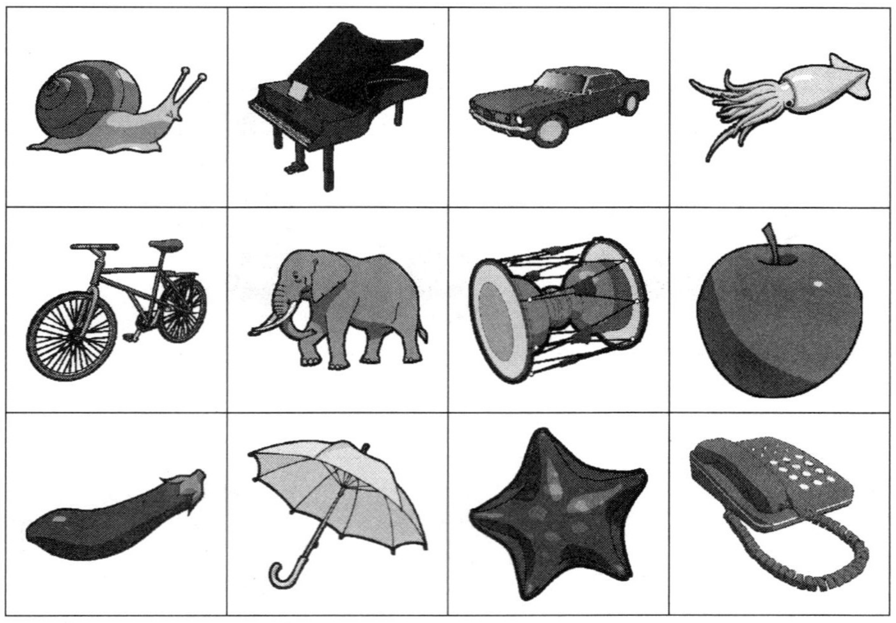

아래에 있는 것들 중에 위 그림에 있었던 것을 동그라미로 표시해 보세요.

얼룩말	달팽이	금붕어	오징어	우엉
피아노	거북이	불가사리	전화기	계산기
코끼리	오렌지	피리	장구	사과
난로	가지	마늘	자전거	요트
지우개	우산	자동차	칠판	종

정답) 달팽이, 자전거, 피아노, 코끼리, 우산, 자동차, 장구, 불가사리, 오징어, 사과, 전화기

다음의 그림카드를 두 번 크게 소리 내어 읽어 보세요.

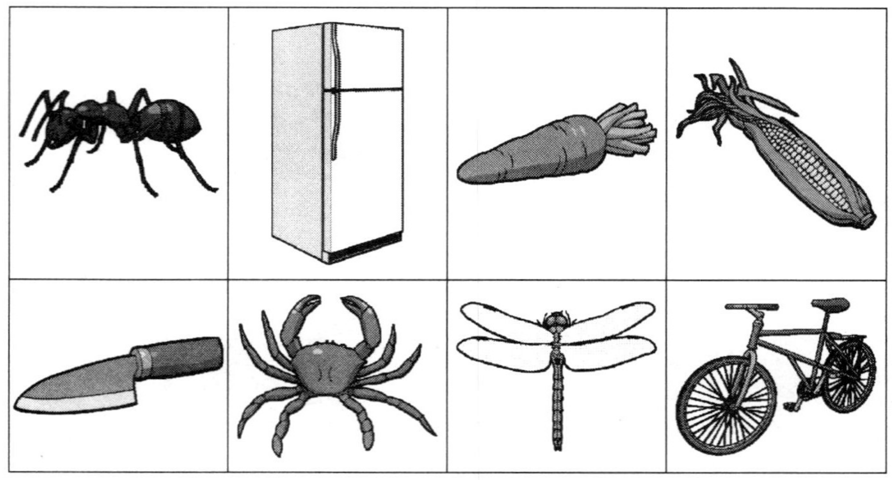

자, 이제 책을 덮고 어떤 그림들이 있었는지 소리내어 말해 볼까요? 총 8개 그림입니다.

정답) 개미, 냉장고, 당근, 옥수수, 칼, 게, 잠자리, 자전거

가로, 세로 힌트를 잘 보고 낱말퍼즐을 완성해 보세요.

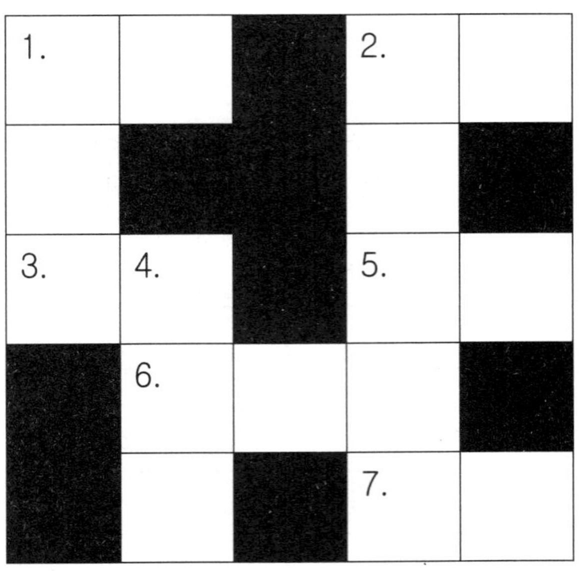

가로> 1. 옷을 넣어 두는 장
2. 꼬불꼬불하게 생긴 면으로 끓는 물에 스프만 넣어 끓이면 먹을 수 있는 즉석식품
3. 사는 집을 옮겨가는 것
5. 생선을 갈아 튀겨 만든 일본식 어묵
6. 동요에도 자주 나오고 도토리를 주식으로 하며 꼬리가 동그랗게 구부러져 있는 산 짐승
7. 약을 살 수 있는 곳

세로> 1. 옷을 걸어두기 위한 도구
2. 방송국에서 전파를 쏘면 이를 소리로 통해 들을 수 있게 해주는 전자제품
4. 높은 곳에 올라가기 위한 도구

정답) 가로> 1. 옷장 / 2. 라면 / 3. 이사 / 5. 오뎅 / 6.다람쥐 / 7. 약국
세로> 1. 옷걸이 / 2. 라디오 / 4. 사다리

보시는 것은 지도입니다. 스파이가 지령에 적어진 순서로 지령을 시행한 후 다른 스파이와 접선을 하게 됩니다. 한 두 번 읽은 후 지도 위에서 상대 스파이와 접선하게 될 장소가 어딘지 알아봅시다. 지령대로 과정을 거치지 않거나 다른 장소에서 만나게되면 체포됩니다. 지도위에서 예행연습을 해보십시오. (연필로 줄을 치면서 보세요)

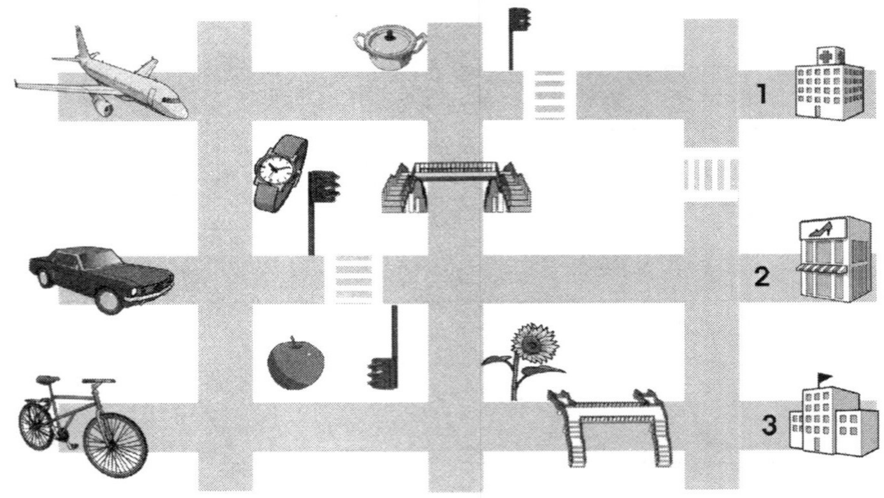

지령 : 자가용을 타고 시계와 냄비를 산 후 육교 밑을 지나 3번 건물로 오전 9시까지 가시오.

1. 자가용을 타고 간 스파이의 지령을 기억해 보세요.

2. 자가용을 타고 간 스파이의 접선 장소는?

정답) 1. 시계와 냄비를 산 후 육교 밑을 지나 3번 건물로 오전 9시까지 간다.
2. 학교

인지훈련 프로그램

_______년 _____월 _____일

동그라미의 1번 → 세모의 2번 → 동그라미의 3번 → 세모의 4번... 순으로 연결해 보세요.

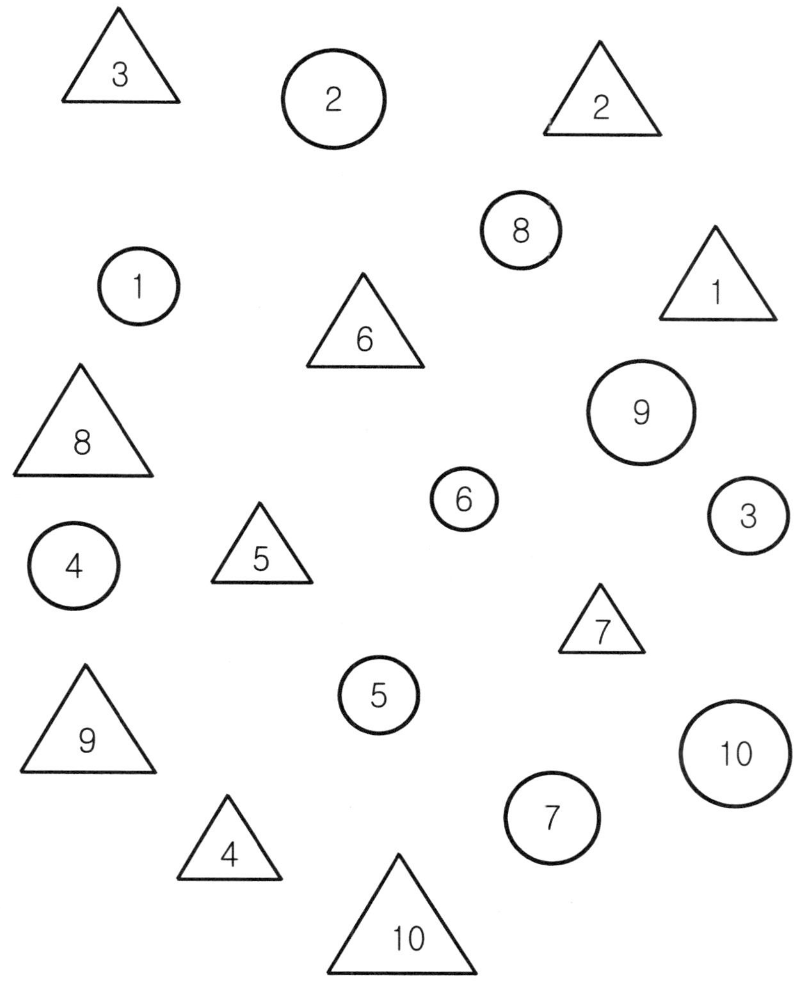

아래의 칸에 위와 같이 따라 그려보세요. 가능하시다면 눈으로만 보고 외워 그려보세요. 보고 따라 그린 경우 그림을 가리고 다시 그려 보세요.

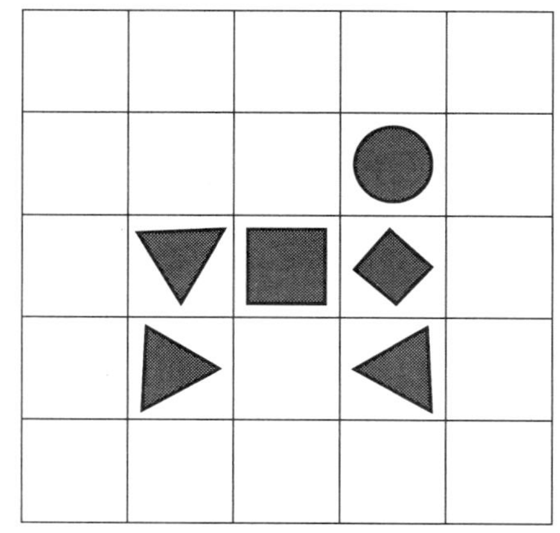

1. 따라 그리기 2. 외워 그리기

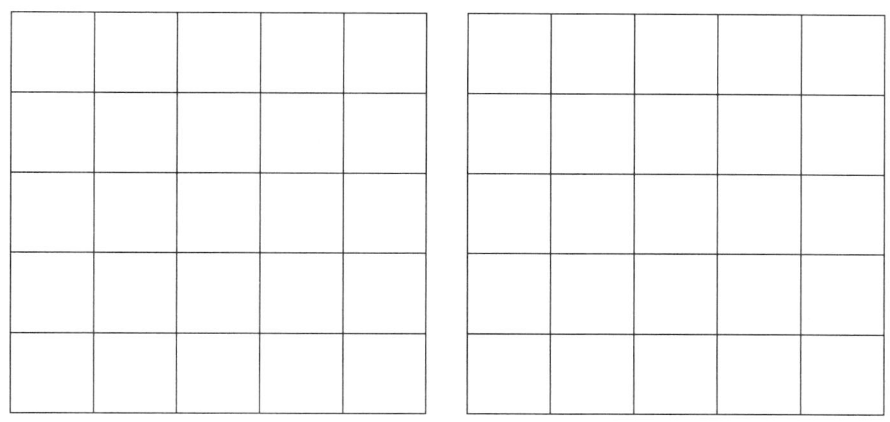

<보기>에서 기호와 짝지어진 숫자를 잘 보고, 각 기호에 해당하는 숫자를 빈칸에 넣어 보세요.
(보기에서 없는 기호가 있을 수도 있습니다)

<보기>

÷	<	=	×	>	∗	∞	±	+
1	2	3	4	5	6	7	8	9

×	±	∗	+	÷	<	+	=	∞	>

<	>	=	×	±	+	∞	×	∗	÷

×	<	+	=	±	÷	∝	∗	>	∞

정답) 첫 줄 - 4, 8, 6, 9, 1, / 2, 9, 3, 7, 5 / 둘째 줄 - 2, 5, 3, 4, 8, / 9, 7, 4, 6, 1
셋째 줄 - 4, 2, 9, 3, 8 / 1, 없음, 6, 5, 7

왼쪽에 있는 원주민이 어릴 적 잃어버린 쌍둥이 동생을 애타게 찾고 있네요!
오른쪽 상자 안에 있는 원주민들 중, 사각형 안에 있는 원주민과 똑같이 생긴 원주민을 찾아 동그라미 해 보세요.

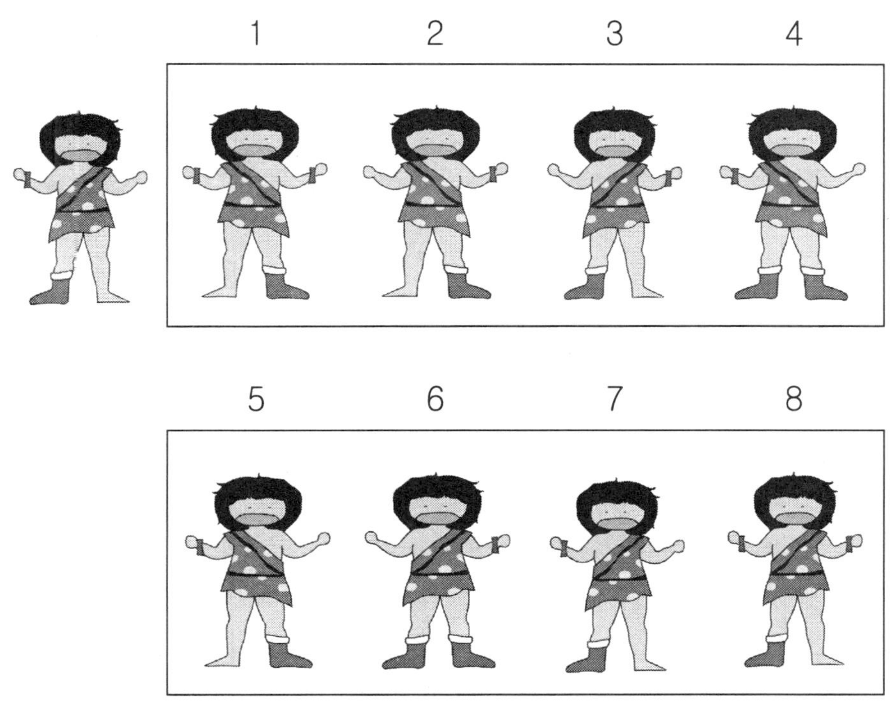

정답) 7

시계가 4등분으로 나눠져 있습니다. 시계를 모으면 몇 시가 될까요?

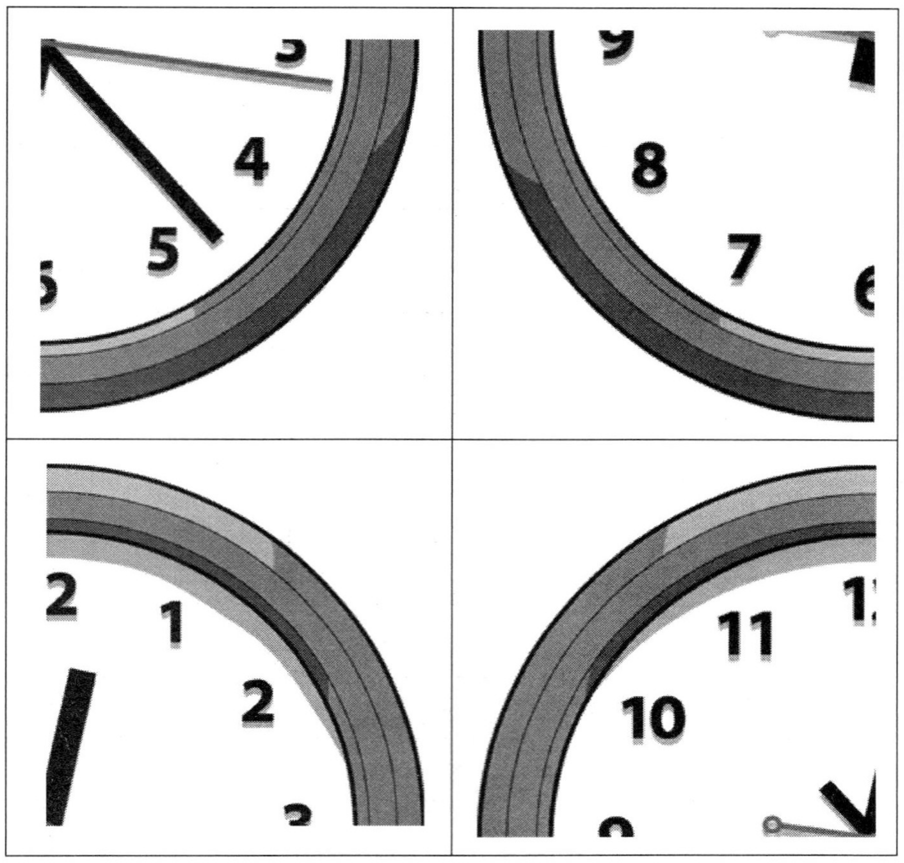

정답) 12시 23분

아래 지도를 잘 보고 다음 지시에 답해 보세요.
(연필로 줄을 치면서 보세요)

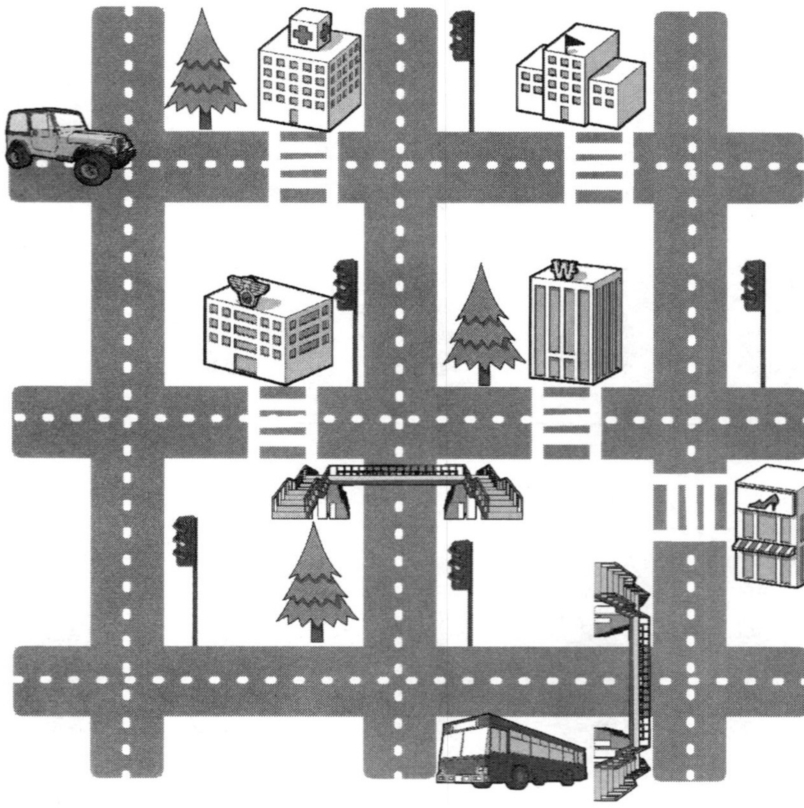

1. 지프차를 타고 버스 정류소로 갑니다. 병원 사거리에서 우회전 →경찰서 사거리에서 좌회전→은행 사거리에서 우회전→첫 번째 사거리에서 우회전 한 후 차에서 내려 육교를 건너갑니다.

문제) 지문의 내용을 잘 기억한 뒤, 다음 빈칸을 채워 넣어보세요.
(　　)를 타고 (　　) 정류소로 갑니다. (　　) 사거리에서 우회전 → (　　) 사거리에서 좌회전 → (　　) 사거리에서 (　　)회전→ 첫 번째 사거리에서 (　　)회전 한 후 차에서 내려 육교를 건너갑니다.

정답) 지프차, 버스, 병원, 경찰서, 은행, 우, 우

세일, 할인에도 역사가 있습니다. 사회의 변화에 따라 소비자의 호기심을 유혹하기 위해 만들어진 선전 문구들을 보면서 쇼핑을 해봅시다.

1. 우유 한통과 라면 5개, 미국 산 오렌지 1박스를 사면 얼마를 내어야 하나요?
2. 제일 적은 상품의 수로 32,005원어치의 물건을 사서 장바구니에 담아 보세요.

마트 뒤죽박죽 대 할인			
노마진 우유 330ml 한통 1,000원 → 450원	선착순 10분 햄 200g 2,000원 → 1,500원	10분 한정 원가 파괴 라면 5개 2,000원 → 1,000원	부도 상품 급매 1봉지 사면 2봉지가 공짜 김치 5포 들이 5,000원
	가격 파괴 선언 참기름 (중국산) 1병 10,000원→6,550원	1줄 사면 1줄이 공짜 곶감 1줄 3,000원	
50% 왕창 세일 믿을 수 없는 가격 가을 정장 1벌 50,000원→ 25,000원	긴급 대 처분 강남의 25평 아파트 1채 5만원 → 3만 5천원	이월상품 대 처분 미국산 오렌지 1 박스 이만원 → 만원	파산 부도 고별전 외제 스포츠카 1대 사천원→이천오백원 (주의:장난감 차임)
3개 무조건 1,000원	이윤 포기	골라골라 천원 땡	최저가격 골든 키위 10원→1원 (정말 최저가격 맞습니다. 이 가격에 밑지고 팝니다)
두루마리 휴지 1롤	고무장갑 2짝 2천5백원	통닭1마리	
비누 1셋트	돼지고기 1근 3,000원	귤 1봉지	배추 1포기 5원
세제 1통	월간지 1권 2,000원	대파 1단	서울 땅 1평 10원

정답) 1. 11,450원 / 2. 가을 정장1벌+중국산 참기름 1병+우유 한통+배추 1포기

일상에서 볼 수 있는 물건들입니다. 하지만 잘 보면 이상한 곳(빠진 곳)이 있습니다. 찾아보세요.

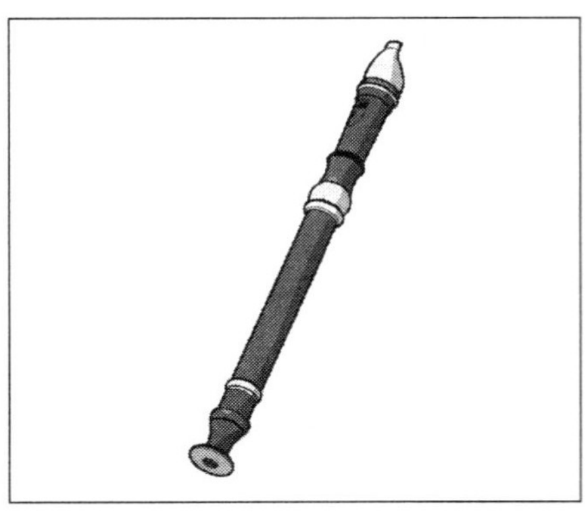

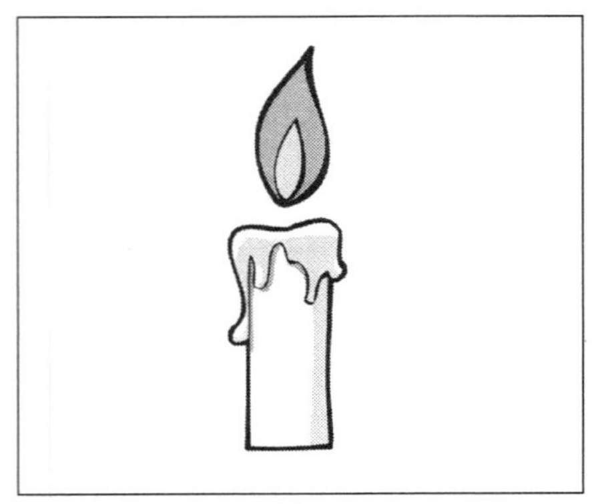

정답) 리코더: 구멍, 양초: 초심

인지훈련 프로그램

____년 ____월 ____일

바둑판입니다. 흑백의 돌을 1번부터 번호 순서에 따라 연필로 연결해 보세요.

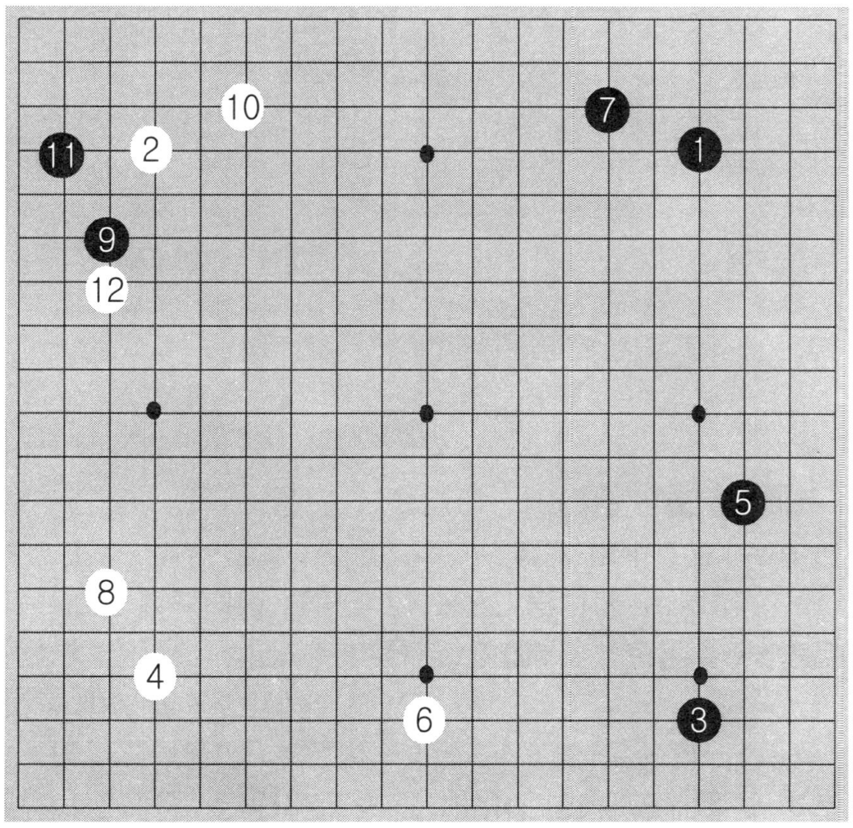

숫자와 요일이 섞여져 있습니다. 1-월-2-화.. 순서로 연결해 보세요.

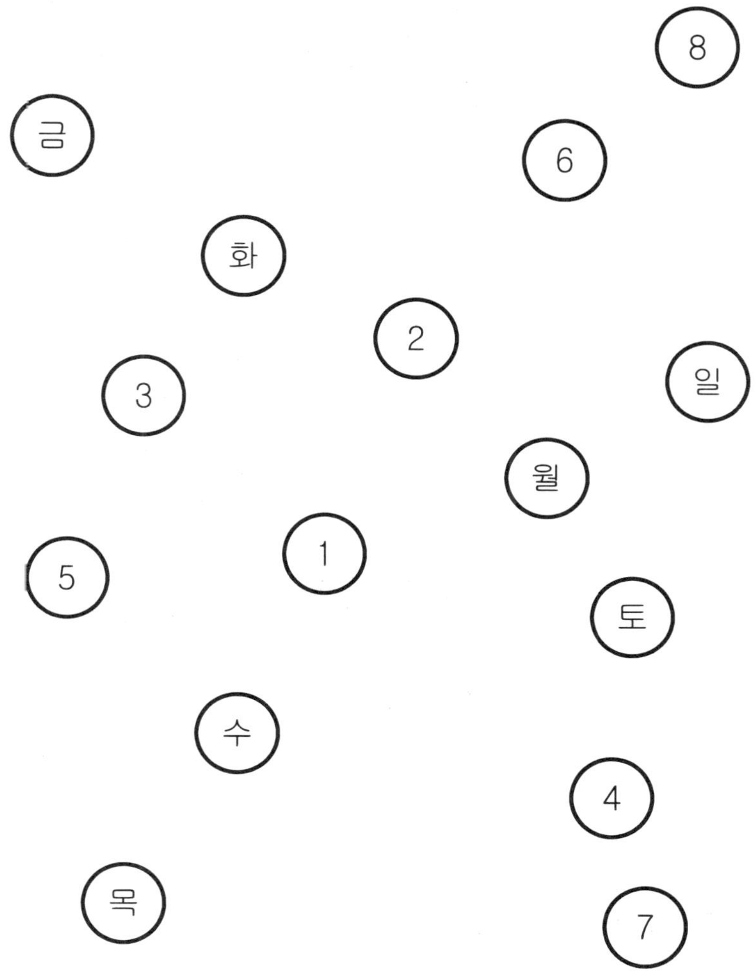

다음 겹쳐진 글자가 있습니다. 서로 맞는 글자에 줄을 그어보세요.

팽이 •		• 권총
화투 •		• 고드름
소총 •		• 고구마
눈사람 •		• 골프공
농구공 •		• 시금치

다음 글을 읽으면서 아래의 지도에서 길을 따라 가보세요.

[철수가 심부름을 하기 위해 집을 나서고 있어요. 자전거를 타고 가네요. 먼저 과일가게에 들러 바나나와 딸기를 사야해요. 과일가게에서 과일을 사고 나오는데 길에 시계가 떨어져 있네요. 철수는 주인을 찾아주기 위해 시계를 주워 경찰서로 가져가요. 이제는 채소가게에서 배추와 당근을 사야해요. 배추와 당근을 사고 집으로 가는 길에 철수는 학교에 우산을 놔두고 온 것이 생각이 나요. 그래서 학교에 들러 우산을 가지고 집으로 가요.]

줄을 그으면서 위의 글을 외우시되 사다리타기를 하면서 외워보세요.

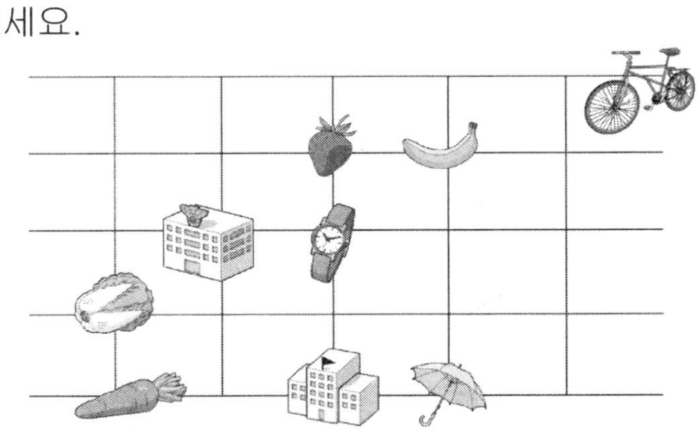

자, 이제 위의 글과 그림을 보지 말고 아래의 질문에 대답해 봅시다.

1. 철수가 심부름을 하기위해 꼭 들러야 했던 곳은 어느 곳 인가요?
2. 철수가 심부름을 하면서 들른 곳은 모두 어디 인가요?
3. 철수가 경찰서에는 왜 들렸나요?
4. 철수는 학교에 무엇을 가지러 갔나요?

정답) 1. 과일가게, 채소가게 / 2. 과일가게, 경찰서, 채소가게, 학교
3. 시계를 주워 주인을 찾아주기 위해서 / 4. 우산

왼쪽에 있는 원주민이 어릴 적 잃어버린 쌍둥이 동생을 애타게 찾고 있네요!
오른쪽 상자 안에 있는 원주민들 중, 사각형 안에 있는 원주민과 똑같이 생긴 원주민을 찾아 동그라미 해 보세요.

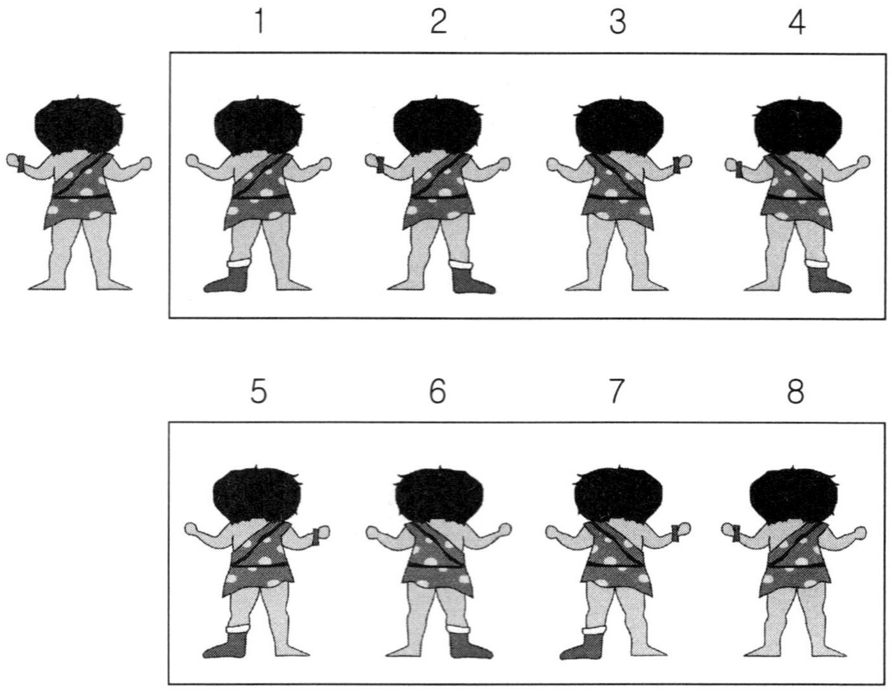

정답) 8

그림이 여러 조각으로 나뉘어져 있네요. 조각을 모으면 어떤 그림이 될까요?

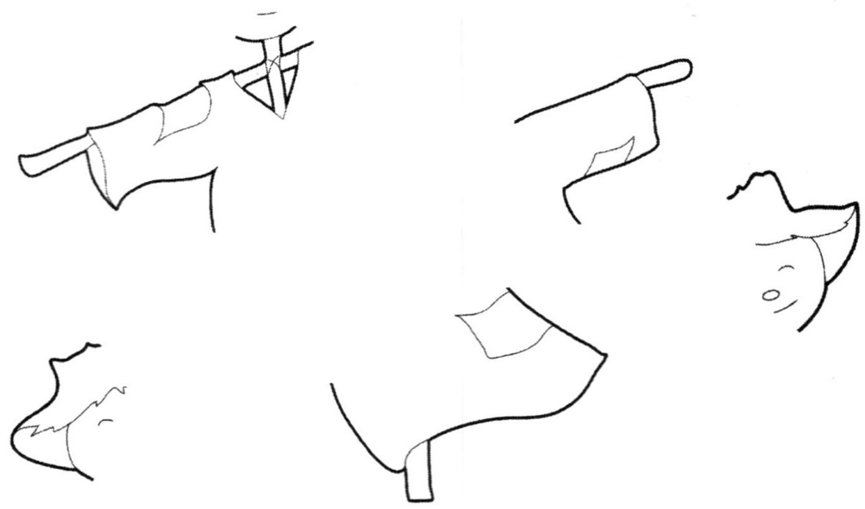

정답) 허수아비

영호씨가 친구들과 오랜만에 만나 점심 식사를 합니다. 표고버섯 정식, 산채비빔밥, 초당순두부 각각 하나와 산채한정식 2개를 주문하고, 소주 2병에 파전 2개를 시켜먹었습니다. 오늘은 영호씨가 회장 당선 기념으로 계산을 합니다. 얼마를 내어야 하나요?
다음날 우연히 식구들과 같은 곳에서 사진동호회 모임을 저녁에 가졌습니다. 밥은 다 먹고 왔기에 막걸리 3병, 동동주 1병, 맥주 5병, 소주 2병과 황태구이 2개, 빙어튀김 3개, 도토리묵 1개를 먹었습니다. 10만원 수표를 내면 얼마를 돌려받아야 하나요?

산사랑 산채전문

식사		안주		주류	
표고버섯 정식	8000	두릅무침	3000	소주	1000
송이버섯 정식	8000	빙어튀김	7000	맥주	2000
산채비빔밥	5000	황태구이	6000	막걸리	3000
산채한정식	10000	더덕구이	13000	동동주	5000
초당순두부	4000	도토리묵	6000		
토종닭백숙	30000	송어회	25000		
옻닭	35000	파전	5000		

정답) 49000원 / 35000원

다음 그림을 보고 어떤 속담을 표현한 것인지, 또 그 속담의 뜻은 무엇인지 말해보세요.

1.

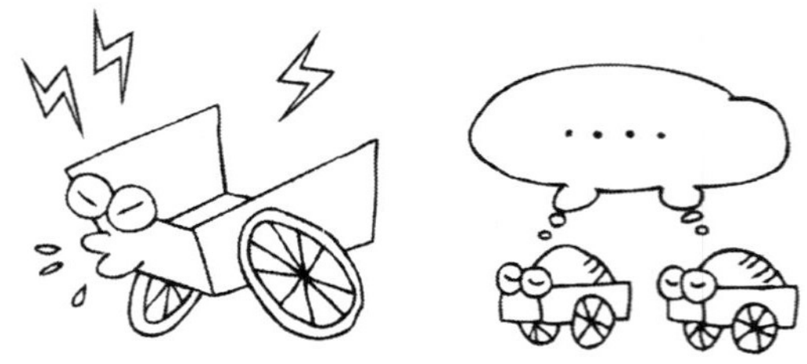

2.

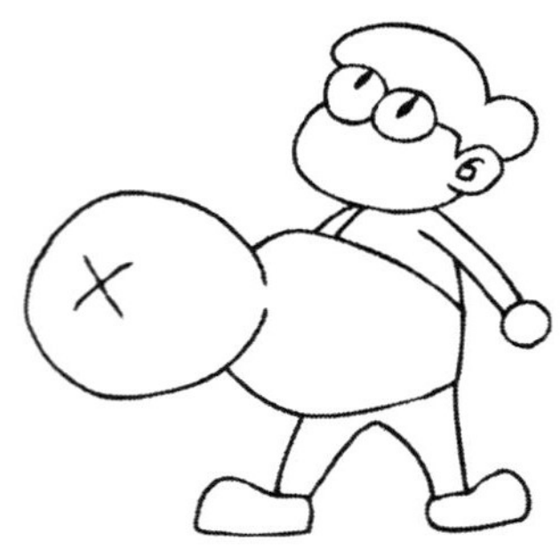

3.

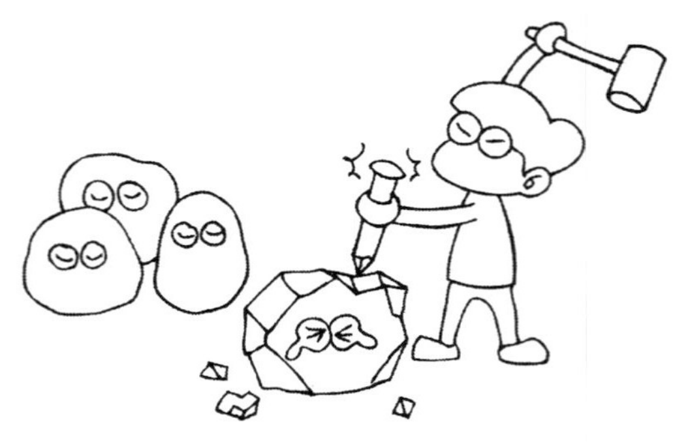

정답) 1. 빈 수레가 요란하다. / 2. 배보다 배꼽이 크다. / 3. 모난 돌이 정 맞는다.

탁구대입니다. 탁구공의 번호순으로 포물선을 그리면서 연결해 보세요.

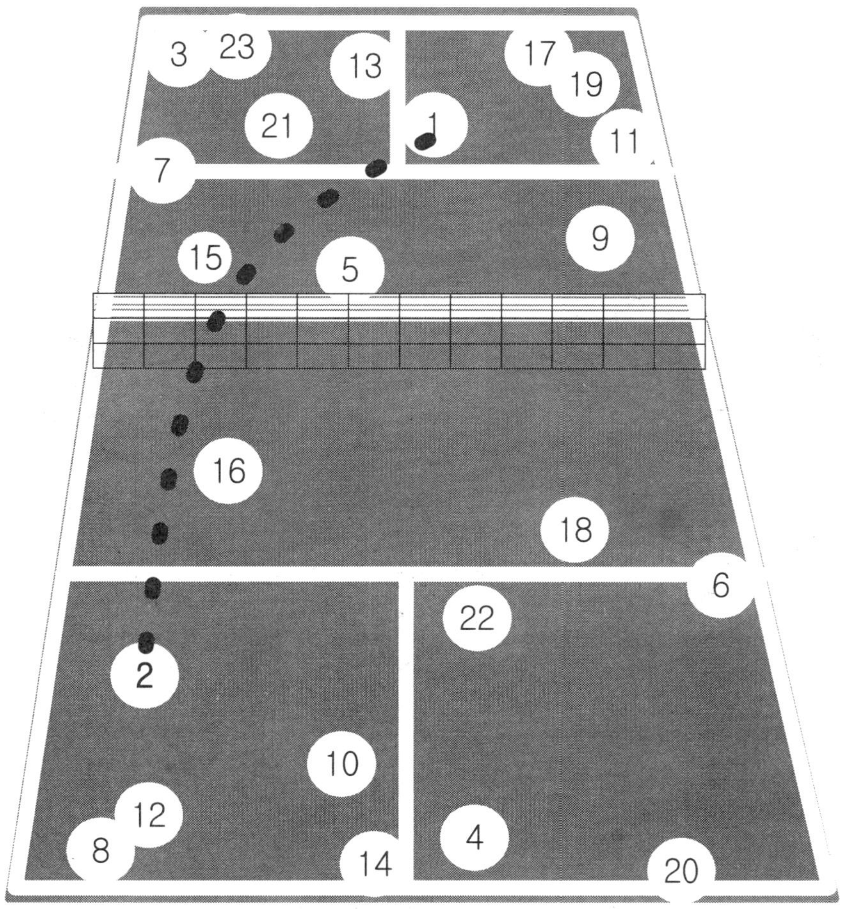

아래의 그림과 같이 반복되는 모양을 빈곳에다가 펜으로 똑같이 그려보세요.

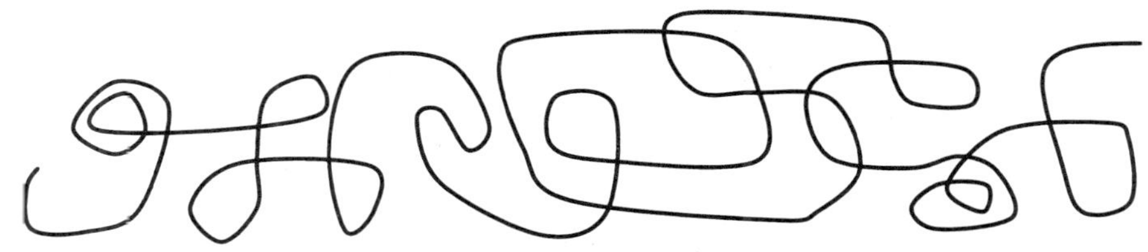

아래 그림들 중에서 공통점이 적은 것을 이야기해 보세요. 왜 그런지 이유도 말해보세요.

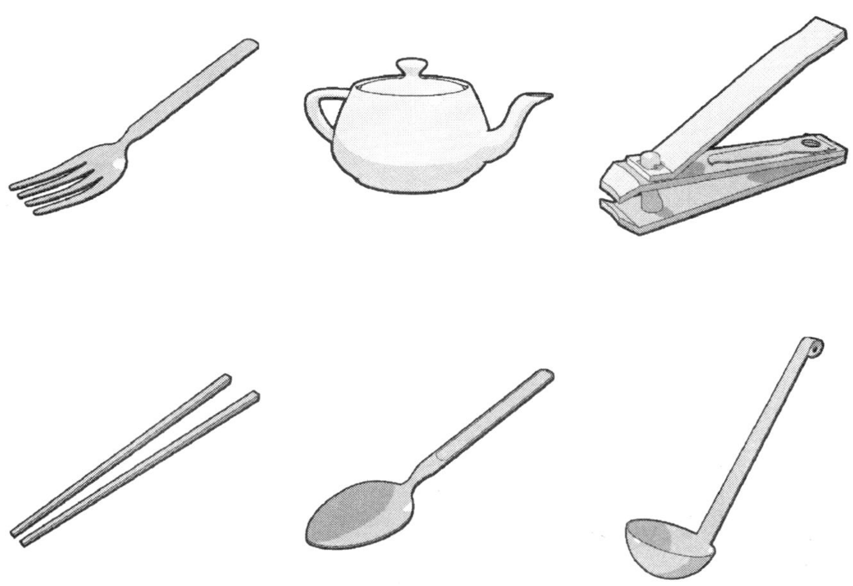

동그라미의 1번 → 세모의 월 → 동그라미의 2번 → 세모의 화... 순으로 연결해 보세요.

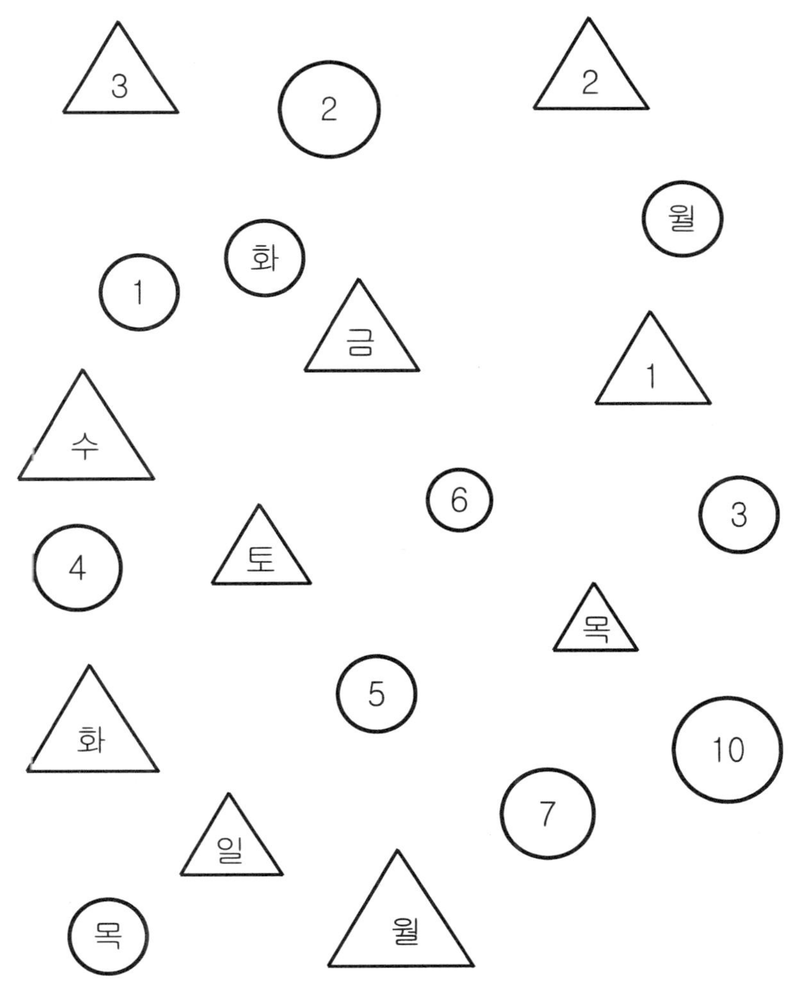

정답) 주전자(도자기) // 쇠로 만들어진 것들

다음 그림을 보고 연상되는 점을 말해보세요.

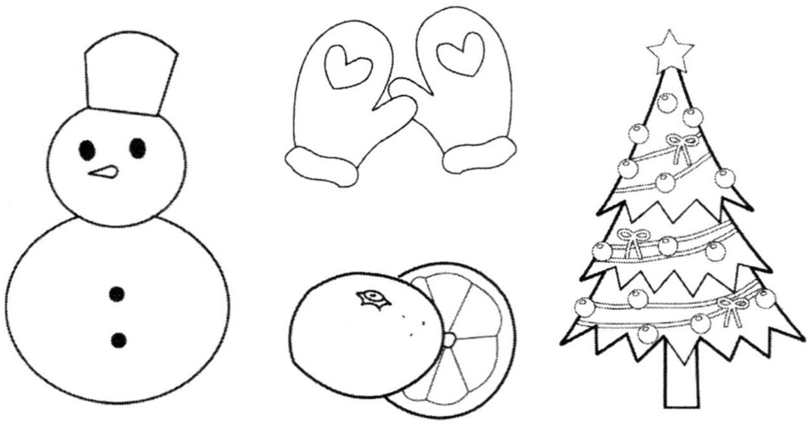

정답) 겨울

그림이 여러 조각으로 나뉘어져 있네요. 조각을 모으면 어떤 그림이 될까요?

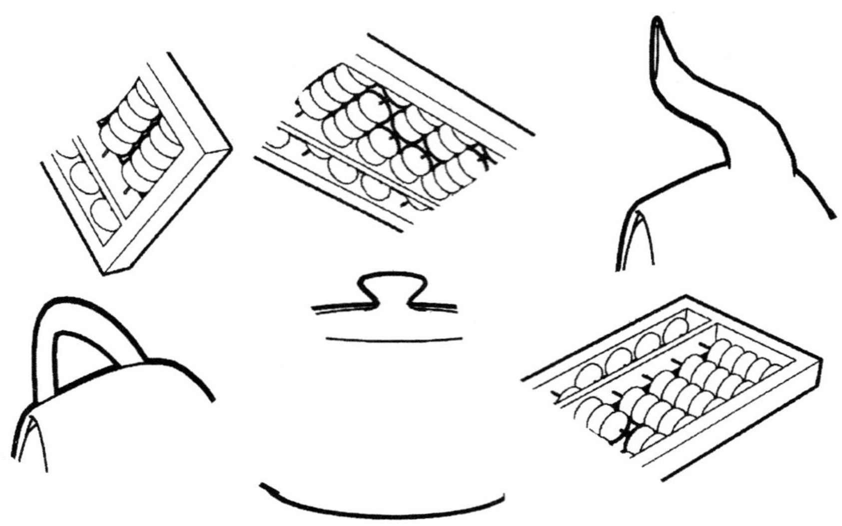

정답) 주전자, 주판

왼손의 번호를 모두 말해보세요.

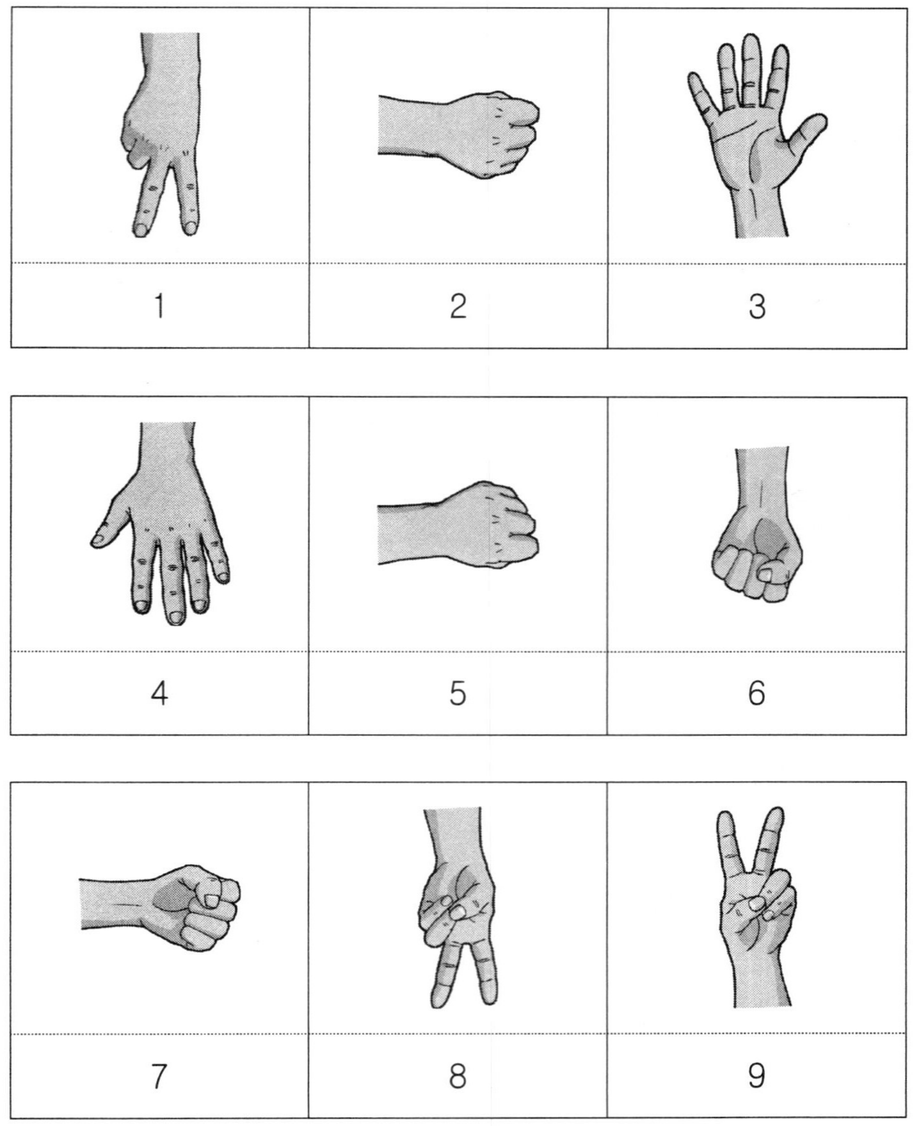

정답) 4, 5, 6, 7, 8, 9

이상한 거미줄입니다. 화살표부터 연필로 연결해 보세요.

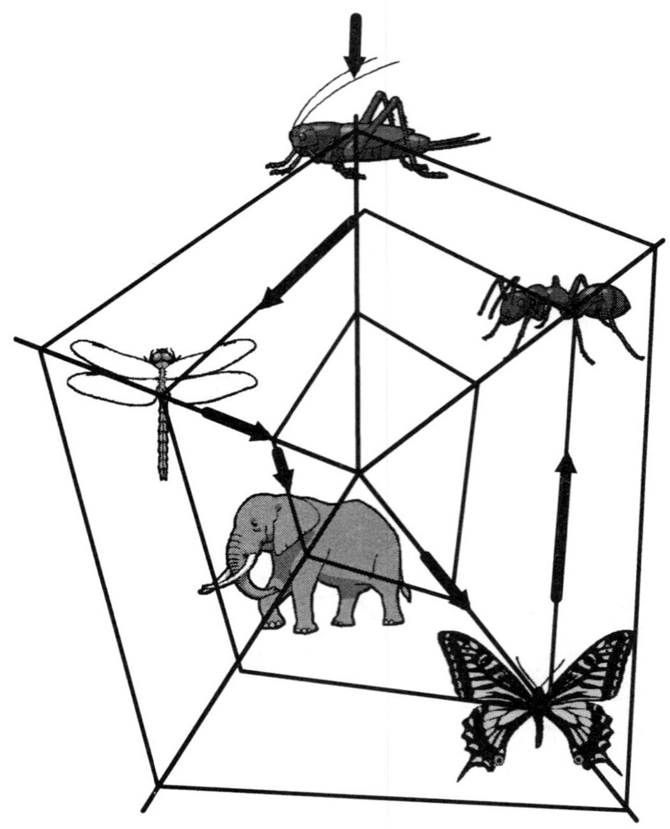

1. 어떤 것들이 거미줄에 걸려있나요. 5가지를 이야기해 보세요.

2. 날지 못하는 것 2가지만 이야기해 보세요.

정답) 1. 메뚜기, 잠자리, 코끼리, 나비, 개미 / 2. 코끼리, 개미

인지훈련 프로그램

________년 ______월 ______일

전화버튼을 눌러 보세요.
서울지점의 전화번호는 02-364-5584번,
부산 051-384-7843번, 대구 053-755-1972번,
광주 062-963-4639번입니다.

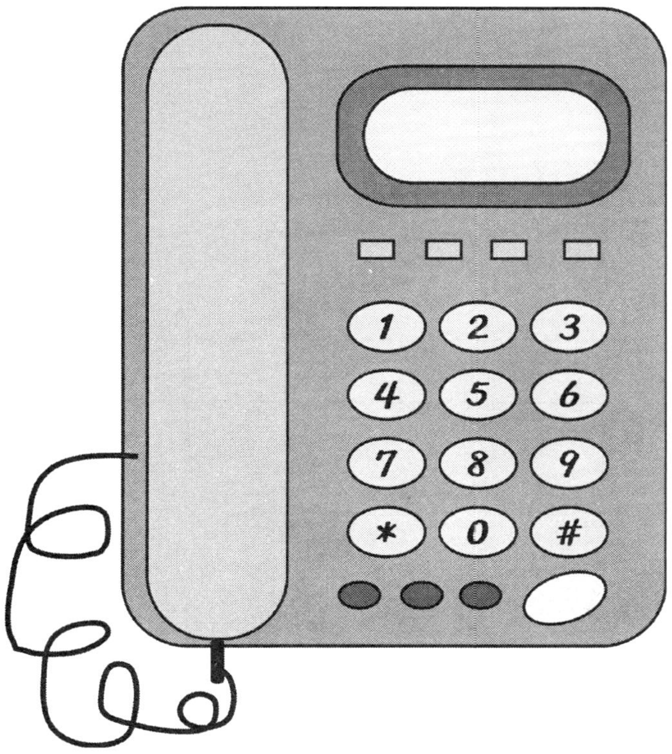

공원에서 동물들이 뛰어 놀고 있네요. 어라? 그런데 그림자만 남겨두고 도망간 동물도 있고, 그림자를 공원 밖에 두고 온 동물들도 있네요.
그림자와 동물을 알맞게 연결한 뒤, 다음 물음에 답해 보세요.

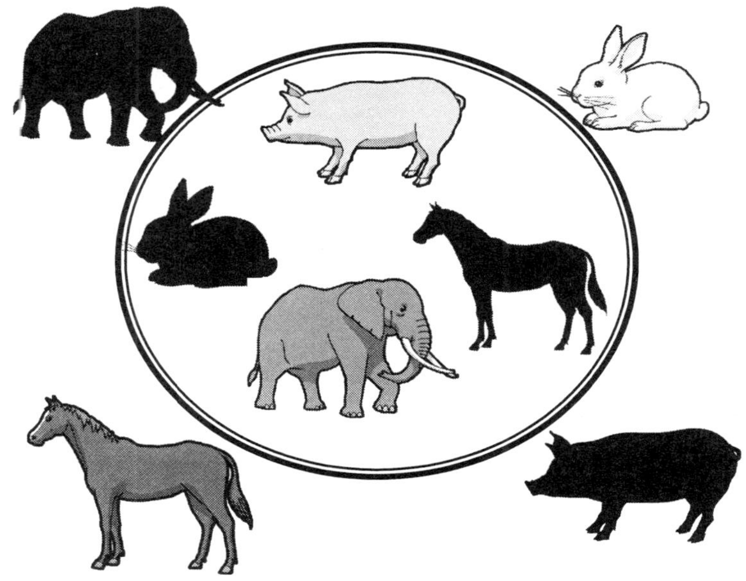

1. 동그라미 안에 그림자만 있는 동물은 무엇인가요?

2. 동그라미 밖에 그림자만 있는 동물은 무엇인가요?

정답) 1. 토끼, 말 / 돼지, 코끼리

아래의 그림과 같이 반복되는 모양을 빈곳에다가 펜으로 똑같이 그려보세요.

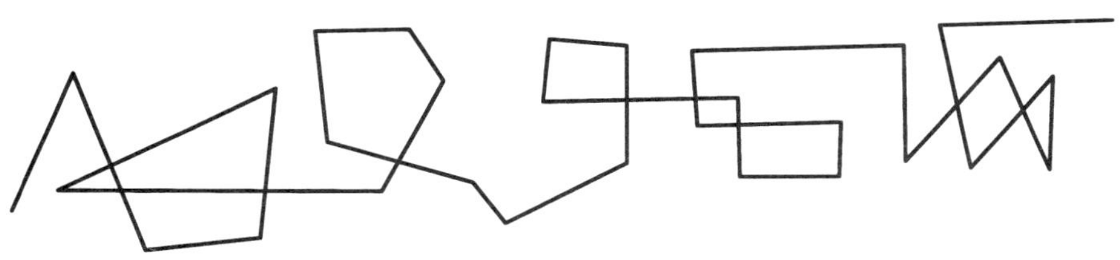

다음 글을 주의 깊게 잘 읽어 보세요.

> 1970년대에는 가을 무렵이면 초등학교 운동장에서 청군 이겨라, 백군 이겨라 하는 응원소리가 우렁차게 들렸다. 해맑은 가을햇살 아래 아침부터 운동장에는 만국기가 펄럭 그렸고, 경기에 참가하는 학생들은 경기 직전에 가슴이 콩닥콩닥 뛰었다. 가을운동회가 열리는 운동장에서 행진곡이 신나게 울려 퍼졌고, 한 학년이 단체로 하는 매스게임도 시골에서는 좋은 구경거리 였었다. 전교 학생이 청군과 백군으로 나뉘어 100m 달리기, 줄다리기, 복주머니 터뜨리기, 릴레이 달리기, 씨름 등의 경기를 했고, 운동장을 앞 다퉈 뛰다가 넘어지는 학생도 있었다.

1. 위의 글을 읽고 아래의 빈 칸을 알맞게 채워보세요.

19(　　)년대에는 가을 무렵이면 초등학교 운동장에서 (　　) 이겨라, (　　　) 이겨라 하는 응원소리가 우렁차게 들렸다. 해맑은 가을햇살 아래 아침부터 운동장에는 (　　　)가 펄럭 그렸고, 경기에 참가하는 학생들은 경기 직전에 가슴이 콩닥 콩닥 뛰었다. (　　　)가 열리는 운동장에서 행진곡이 신나게 울려 퍼졌고, 한 학년이 단체로 하는 매스게임도 시골에서는 좋은 구경거리 였었다. 전교 학생이 청군과 백군으로 나뉘어 100m 달리기, (　　　), 복주머니 터뜨리기, 릴레이 달리기, (　　) 등의 경기를 했고, 운동장을 앞 다퉈 뛰다가 넘어지는 학생드 있었다..

정답) 1 70, 청군, 백군, 만국기, 가을운동회, 줄다리기, 씨름

위의 그림들 중에서 공통점이 적은 것을 이야기해 보세요. 왜 그런지 이유도 말해보세요.

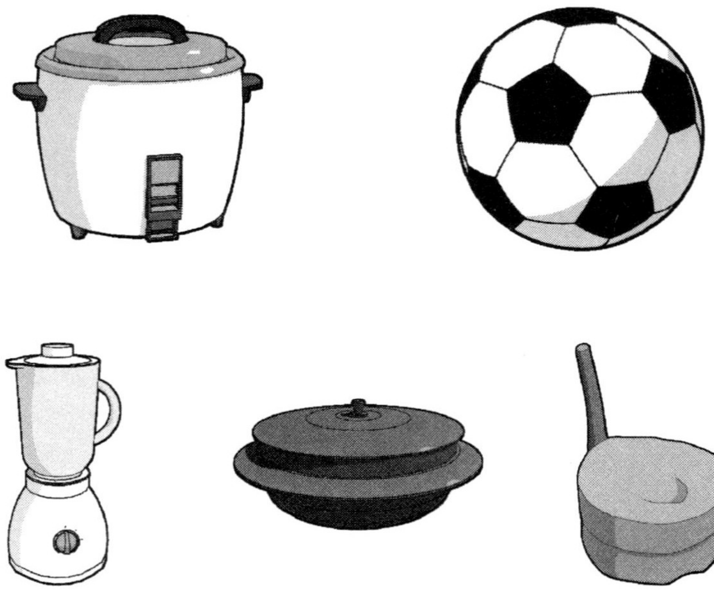

정답) 축구공 // 옛날 것과 지금의 것들이 짝이 되어 있음

중국집에 5명의 손님이 오셔서 식사를 주문합니다. 식사 주문을 받고 나온 요리를 배달해야 합니다. 누구에게 어떤 음식을 드려야 할지 맞추어 보세요.

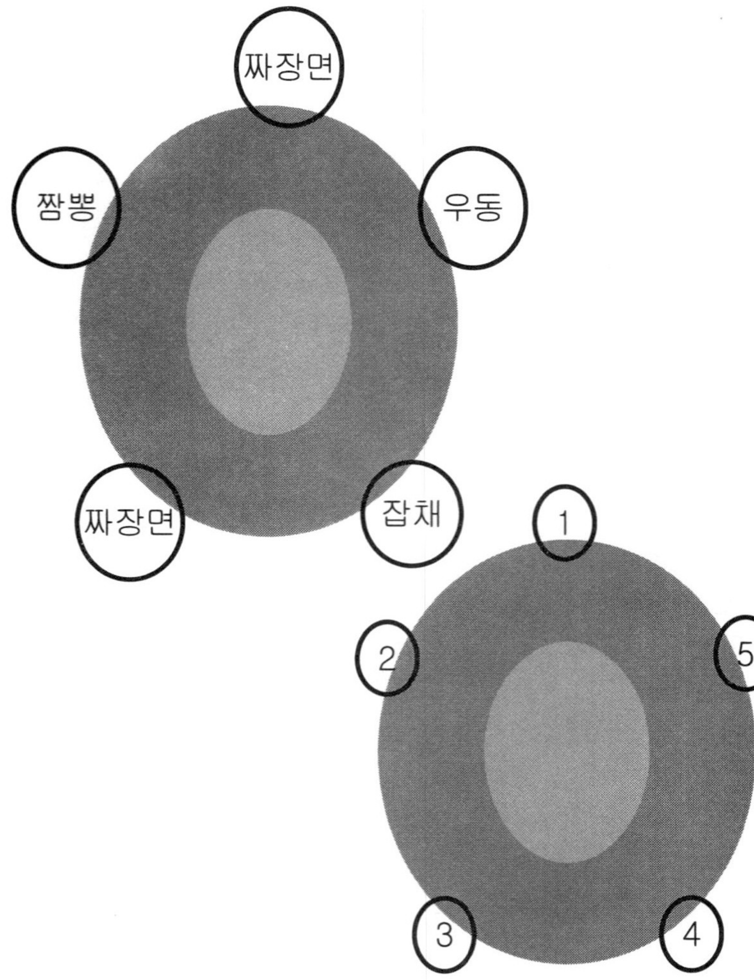

정답) 1, 짜장면, 2 짬뽕, 3. 짜장면, 4. 잡채, 5.우동

왼손의 번호를 모두 말해보세요.

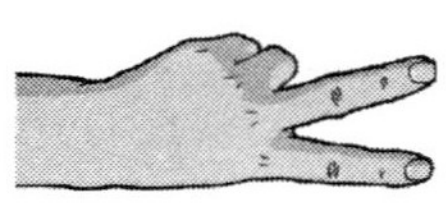	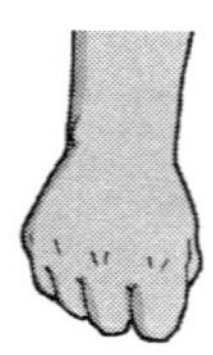	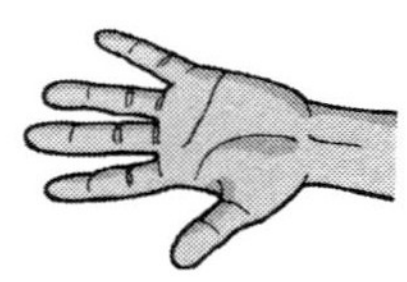
1	2	3

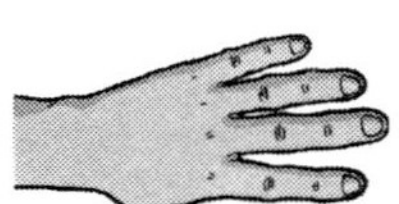	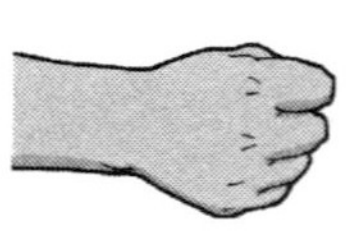	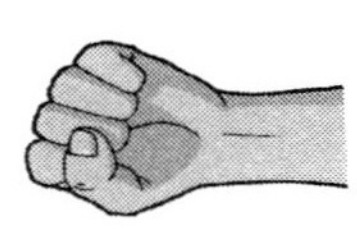
4	5	6

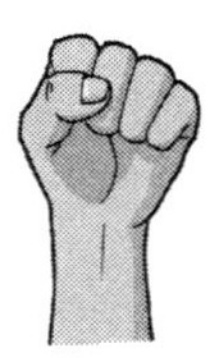	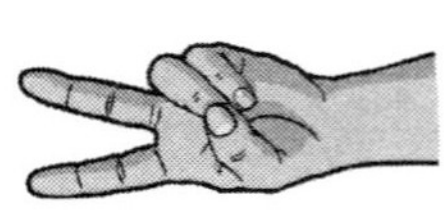	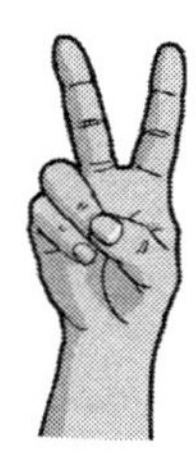
7	8	9

정답) 4, 5, 6, 7, 8, 9

그림이 여러 조각으로 나뉘어져 있네요. 조각을 모으면 어떤 그림이 될까요?

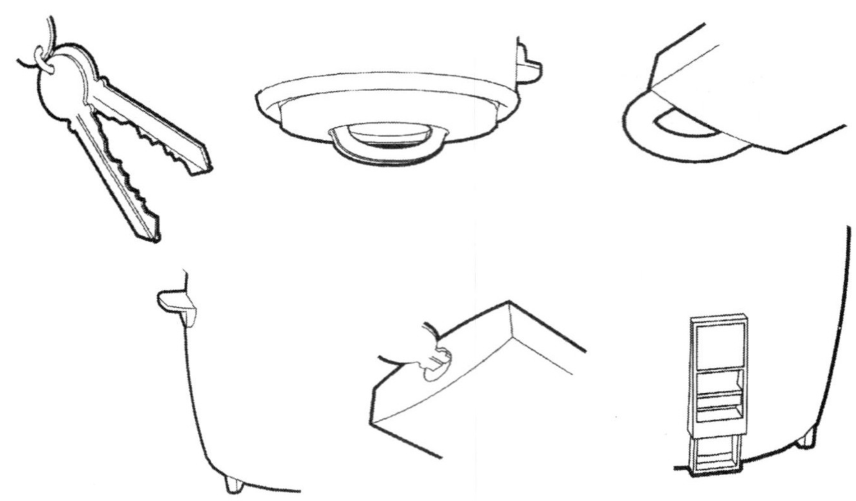

정답) 열쇠와 자물쇠, 밥솥

인지훈련 프로그램

_____년 _____월 _____일

번호를 누르는 자물쇠입니다. 자물쇠가 2개가 있는데 첫 번째는 1, 6, 3, 4 두번째는 2, 7, 8 번입니다. 외운 후 아래의 자물쇠의 버튼에 동그라미를 쳐 보세요.

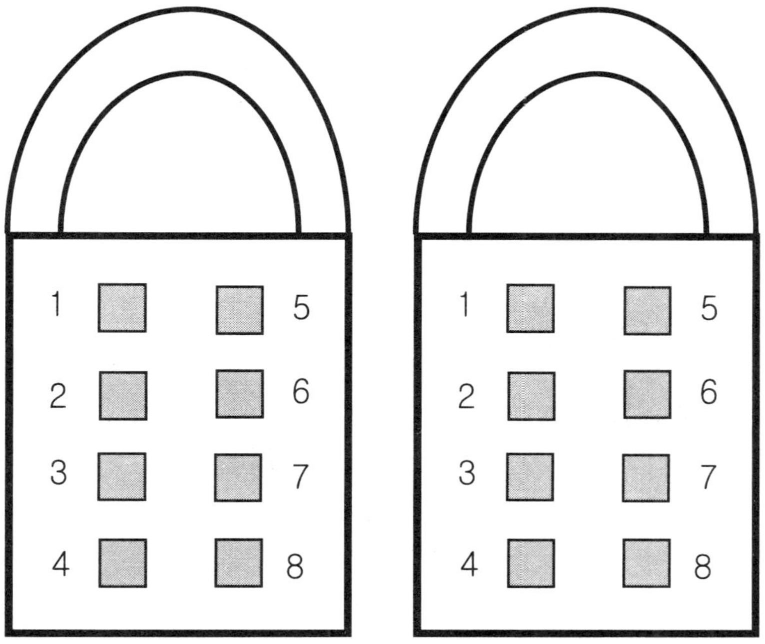

그림이 여러 조각으로 나뉘어져 있네요. 조각을 모으면 어떤 그림이 될까요?

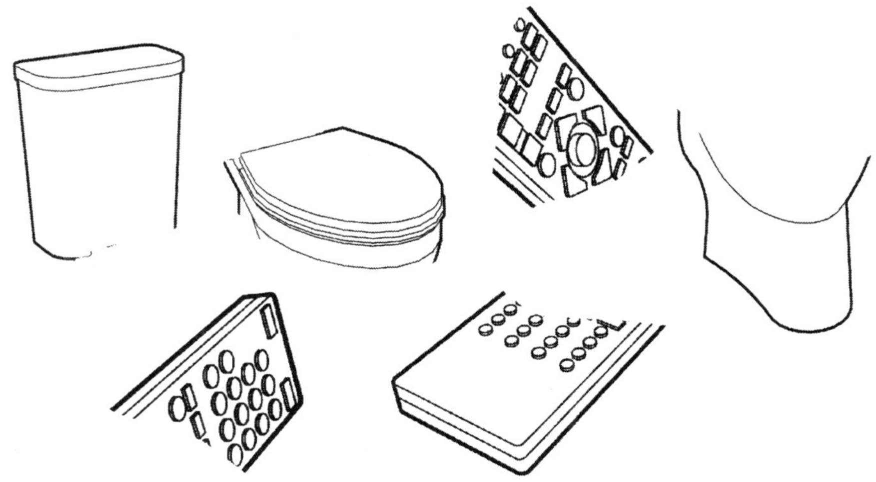

정답) 양변기, 리모컨

세모의 1번 → 동그라미의 나 → 세모의 3번 → 동그라미의 라 --- 순으로 연결해 보세요.

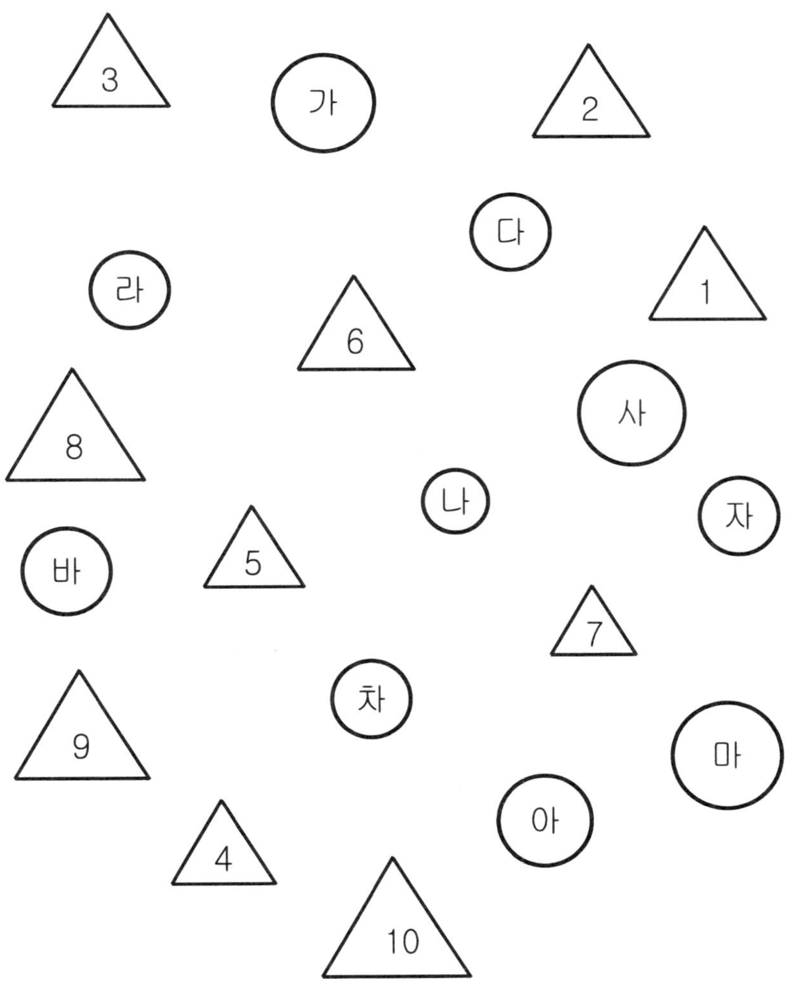

다음 겹쳐진 글자가 있습니다. 서로 맞는 글자에 줄을 그어보세요.

육교 •	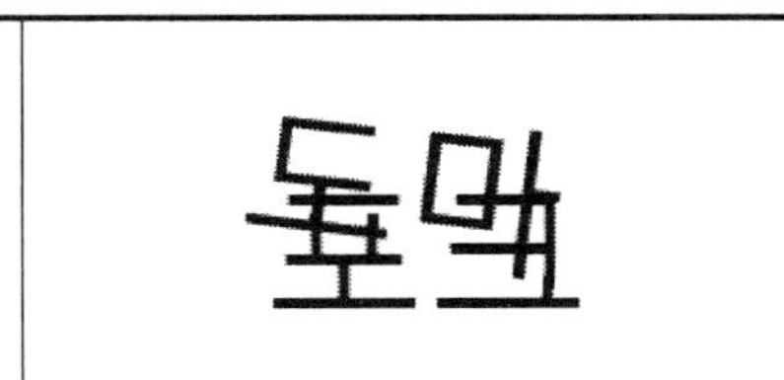	• 펭귄
포크 •	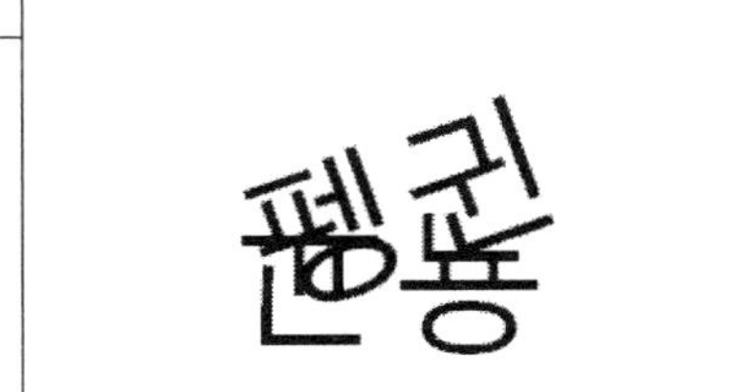	• 도마
사마귀 •	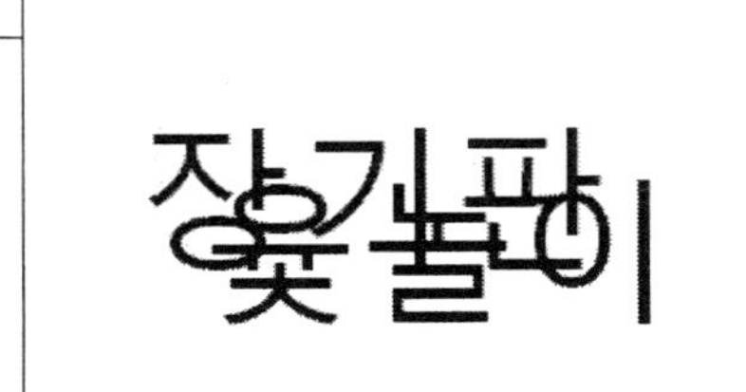	• 거미줄
거북이 •	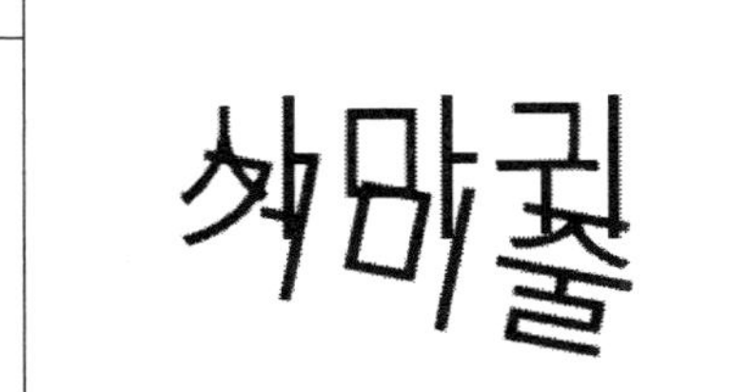	• 윷놀이
장기판 •	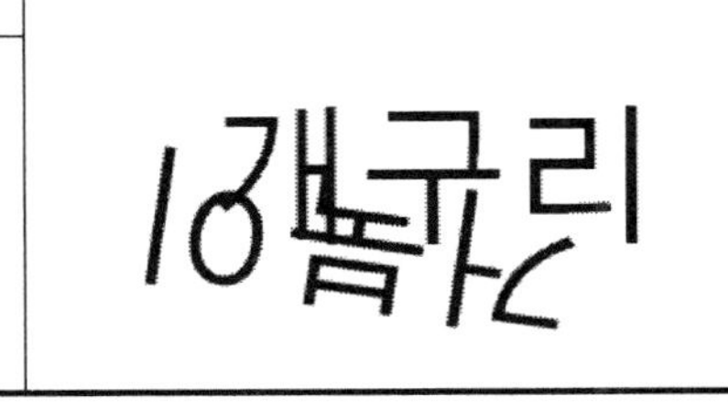	• 개구리

다음의 그림을 잘 보시고 빈 공간에 똑같이 그려보세요.

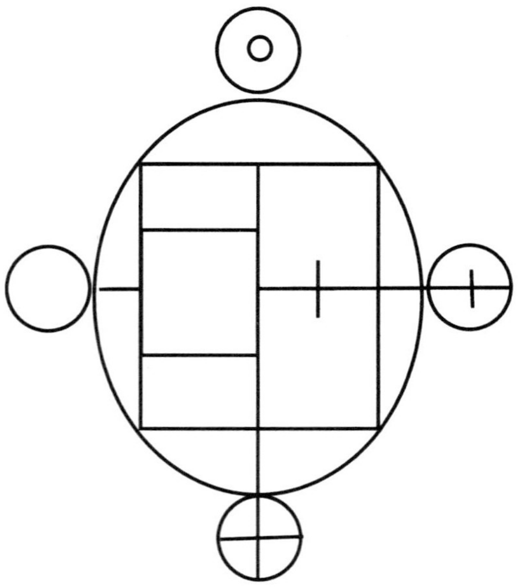

1. 첫 글자의 시작이 "ㅅ"으로 시작하는 단어에 ○ 하세요.
   (예 : 산부인과)
2. 3번째 글자의 자음이 "ㄹ"인 단어를 X 표 하세요.
   (예 : 미꾸라지)

알루미늄	그런대로	아주머니	정신없이	해외여행
일화용품	자연환경	산부인과	영화배우	구석구석
우두머리	미꾸라지	귀뚜라미	송두리째	텔레비전
여기저기	하다못해	현대사회	오래오래	딱따구리
불가사리	한꺼번에	왜냐하면	가족소개	환경오염
청둥오리	우두커니	시어머니	한가로운	그림지도
고사성어	마포나루	자유주의	소매치기	맨드라미

정답) 1. 산부인과, 송두리째, 시어머니, 소매치기
2. 미꾸라지, 귀뚜라미, 송두리째, 한가로운, 맨드라미

동물원 관광을 갔습니다. 헬리콥터로로 야생의 정글에서 동물들을 구경하기로 하였는데, 마침 관광 코스가 그림으로 잘 설명되어 있습니다. 길을 따라 화살표 방향부터 연필로 연결해 보세요.

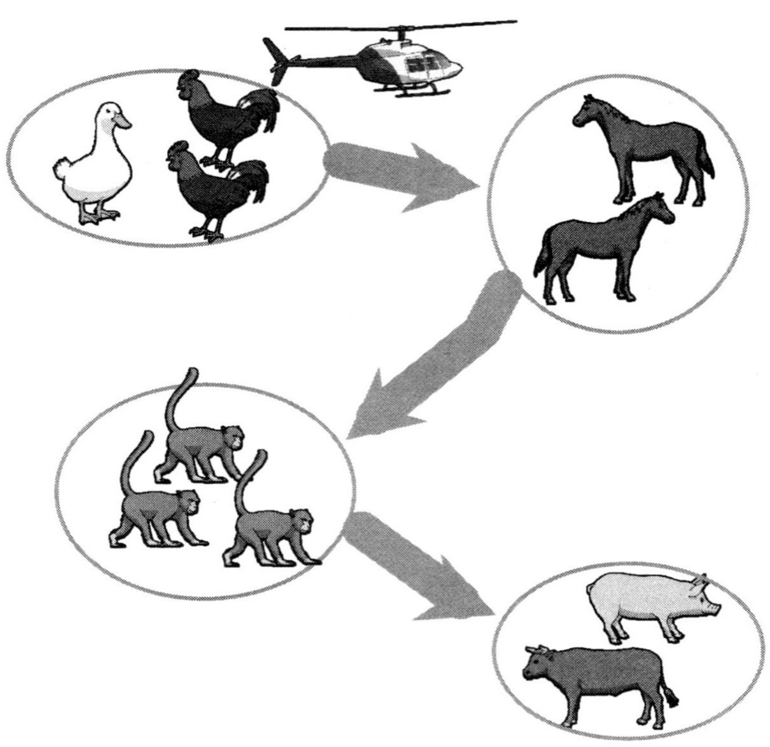

1. 위의 그림을 가리고, 어떤 동물들을 보게 될지, 6가지를 이야기해보세요.

2. 두발 달린 동물은?

정답) 1. 오리, 닭, 말, 원숭이, 소, 돼지 / 2. 오리, 닭

오른손의 번호를 모두 말해보세요.

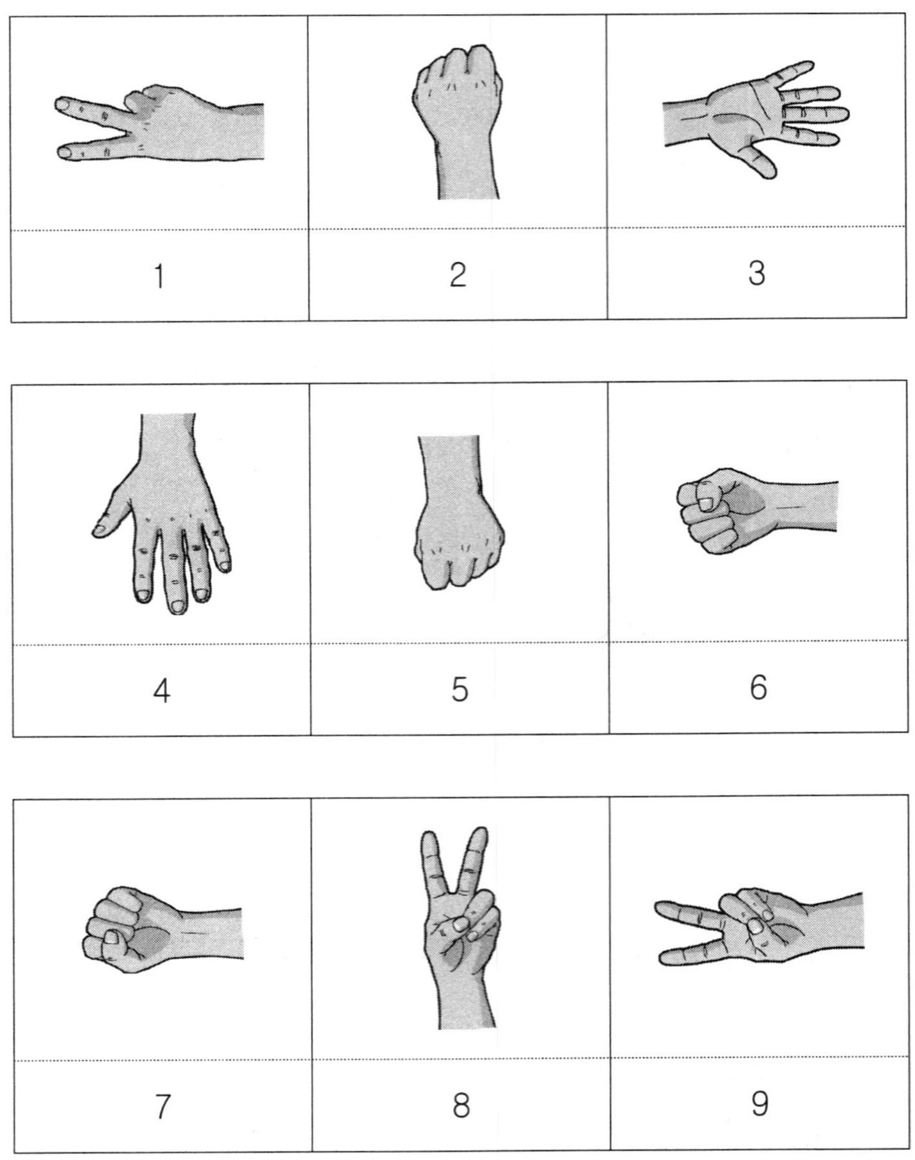

정답) 1, 3, 6

오른손의 번호를 모두 말해보세요.

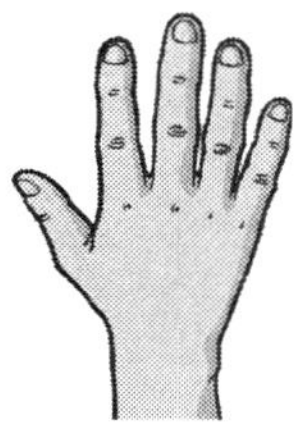	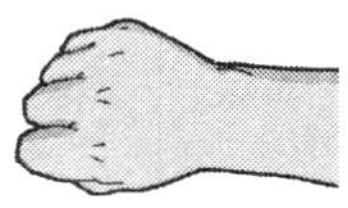	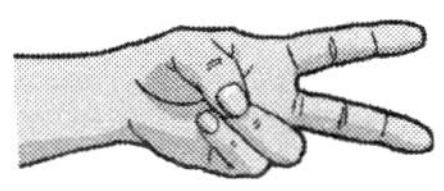
1	2	3
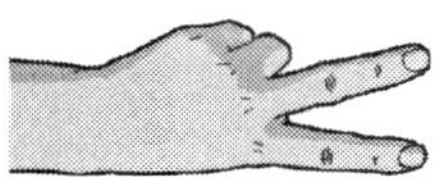	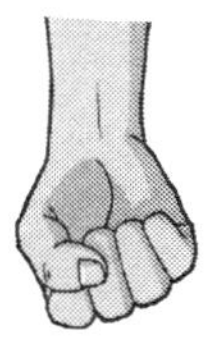	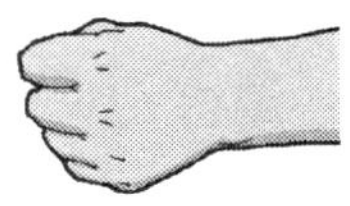
4	5	6
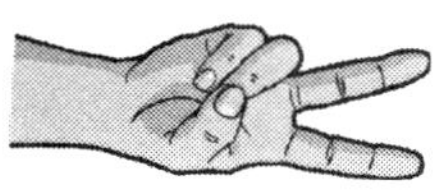	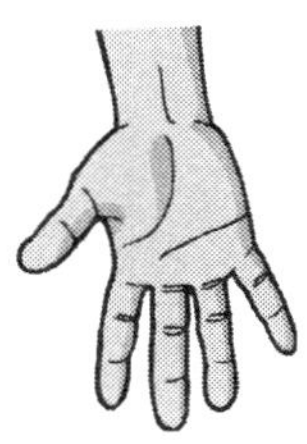	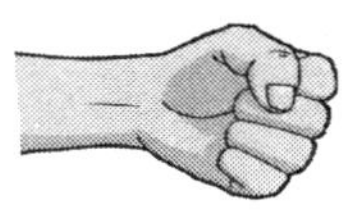
7	8	9

정답) 1, 2, 5, 7, 8

같은 모양의 무늬가 나열되어 있습니다. 지워진 부분이 옆의 무늬와 같아지도록 채워 넣으세요

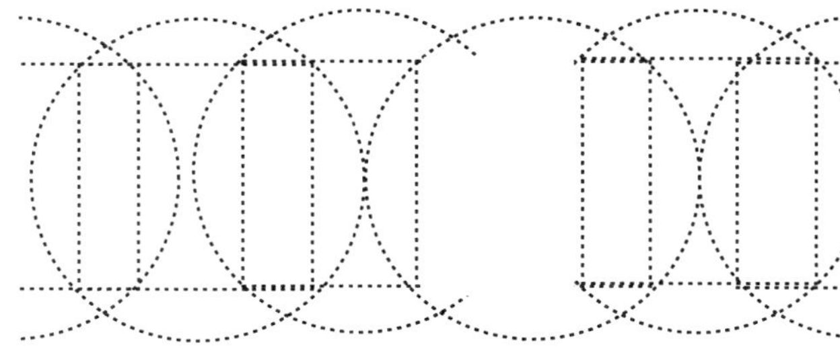

다음 사진을 보고 이야기를 해보세요.

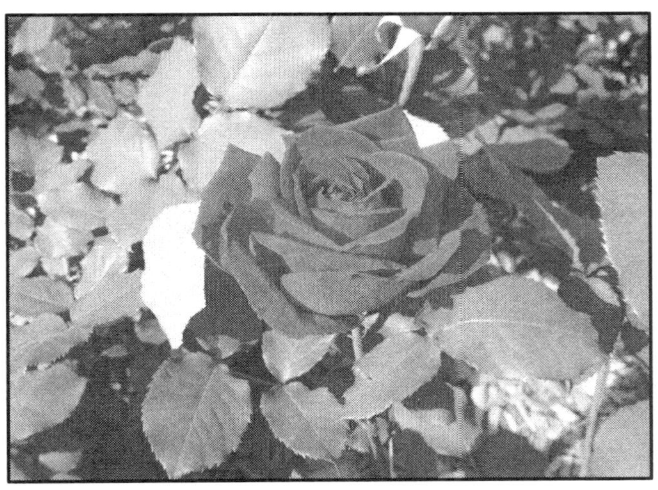

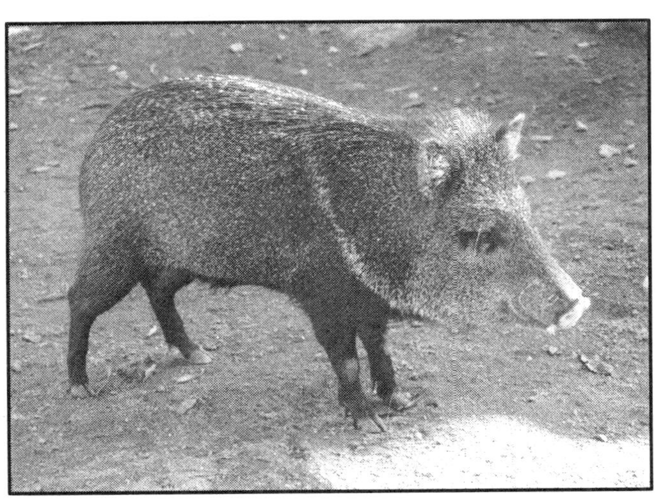

다음 그림들 중 하나의 특성이 다릅니다. 어떤 것인지 이야기 해보시고 다른 그림들의 공통점은 무엇일까요?

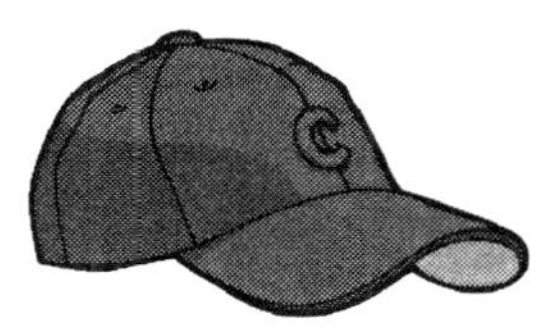

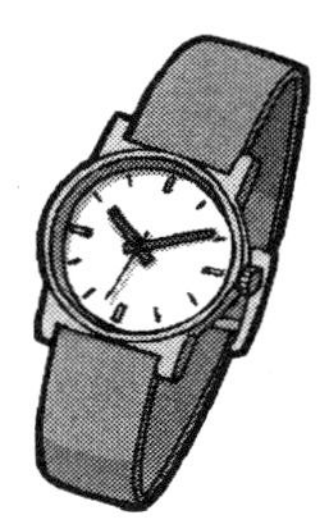

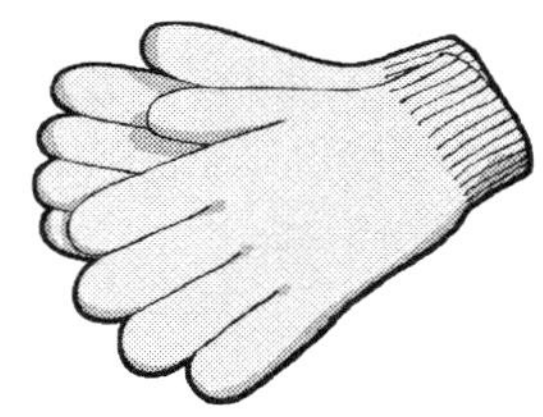

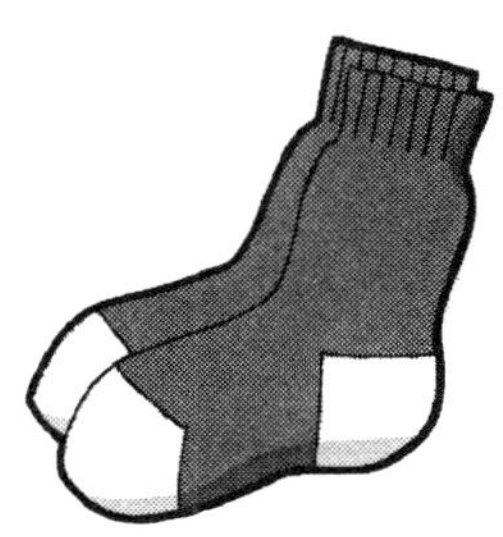

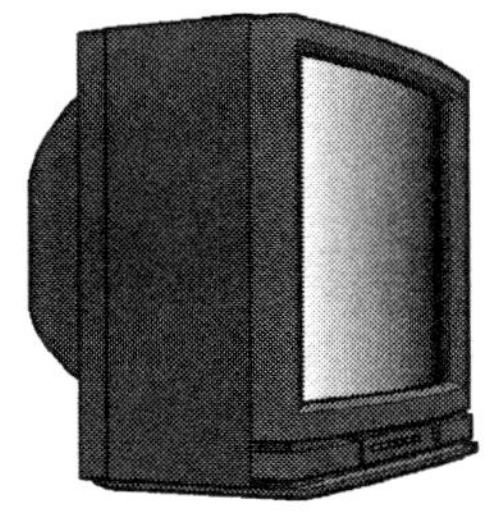

정답) 텔레비젼, 몸에 걸치는 소지품

아래위의 글자를 연결하면 동물 이름이 만들어집니다. 글자 위의 그림은 가전제품을 반으로 잘라 놓았습니다. 정확히 같은 물건끼리 연결했을 때 동물 이름이 되지 않는 것도 있습니다.

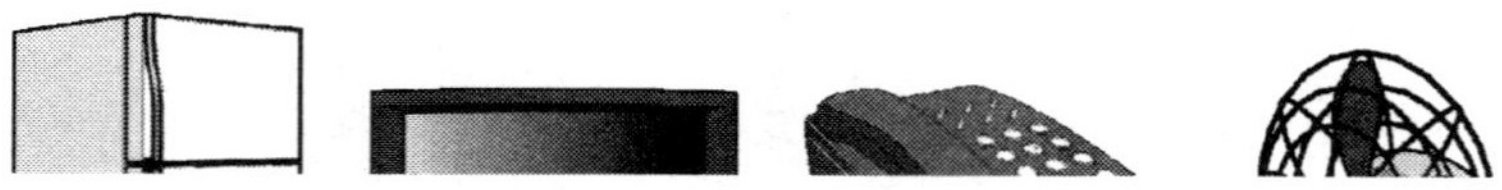

토 사 염 고

승 래 끼 소

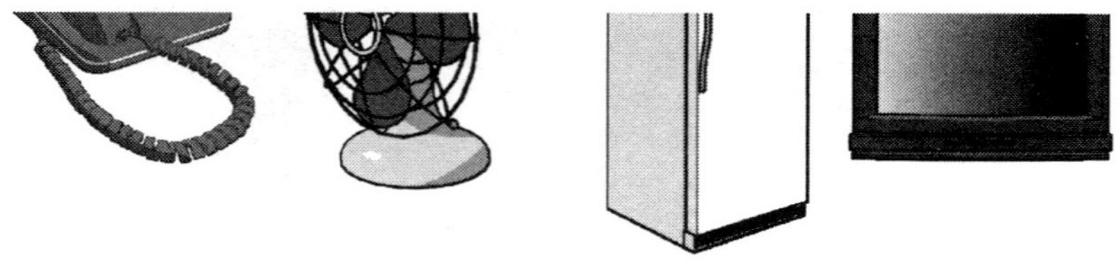

이제 위의 그림을 보지 말고 아래의 질문에 답해 봅시다.

1. 만들 수 있는 동물이름은?
2. 갈라진 같은 가전제품을 연결했을 때 만들어지는 단어가 동물이름이 아닌 것은?
3. 그림을 모으면 어떤 가전제품이 있나요?

정답) 1. 사슴, 고래, 토끼, 염소 / 2. 염소, 사슴 / 3. 냉장고, 텔레비전, 세탁기, 밥솥

다음 글을 주의 깊게 잘 읽어 보세요.

사랑과 낭만이라는 추억을 남기는 것이 여행이다. 봄, 여름, 가을, 겨울 같은 곳을 여행하더라도 계절이 다르면 여행이 주는 맛도 다르다. 예전에는 비포장도로도 많고, 교통도 불편 했지만 지금은 많이 달라졌다. 여행 중에서도 기억에 남는 여행은 신혼여행과 수학여행 이지 않을까 싶다. 한때 유명했던 여행지는 제주도, 설악산, 경주 등이 있었다. 교통도 좋아지고 외국 여행도 쉽게 갈 수 있지만, 추억을 더듬어 보는 시간여행도 좋을 것이다. 추억의 장소를 다시 가보는 '옛이야기 투어', 느리지만 걸으면서 곳곳의 아름다움을 느낄 수 있는 '거북이 투어'도 여행의 묘미를 더할 수 있는 새로운 방법이지 않을까?

1. 위의 글을 읽고 아래의 빈 칸을 알맞게 채워보세요.

사랑과 낭만이라는 추억을 남기는 것이 (   )이다. 봄, 여름, 가을, 겨울 같은 곳을 여행하더라도 계절이 다르면 여행이 주는 맛도 다르다. 예전에는 (   )도로도 많고, 교통도 불편 했지만 지금은 많이 달라졌다. 여행 중에서도 기억에 남는 여행은 (   )여행과 (   )여행 이지 않을까 싶다. 한때 유명했던 여행지는 제주도, (   ), 경주 등이 있었다. 교통도 좋아지고 외국 여행도 쉽게 갈 수 있지만, 추억을 더듬어 보는 (   )여행도 좋을 것이다. 추억의 장소를 다시 가보는 '옛이야기 투어', 느리지만 걸으면서 곳곳의 아름다움을 느낄 수 있는 '(   ) 투어'도 여행의 묘미를 더할 수 있는 새로운 방법이지 않을까?

정답) 1. 여행, 비포장, 신혼, 수학, 설악산, 시간, 거북이

아래의 그림과 같이 반복되는 모양을 빈곳에다가 펜으로 똑같이 그려보세요.

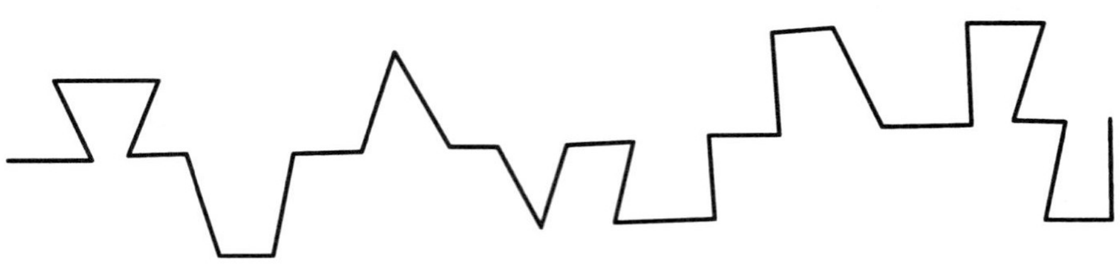

1. 첫 글자의 시작이 "ㄷ"으로 시작하는 단어에 X 하세요.
   (예 : 동반상승)
2. 4번째 글자의 자음이 "ㅅ"인 단어를 ○ 표 하세요.
   (예 : 폼생폼사)

울음바다	조개구이	동반상승	티격태격	폼생폼사
정기세일	조조할인	타산지석	여론조사	반액할인
자연보호	시시각각	입산금지	뒤뚱뒤뚱	동그라미
이산저산	성큼성큼	자손만대	일장일단	반신반의
알송달송	방울방울	칙칙폭폭	가신가신	인산인해
가정교사	그야말로	신혼여행	텔레비전	머리카락
웃음소리	한꺼번에	쓰레기통	아나운서	고속도로

정답) 1. 동반상승, 뒤뚱뒤뚱, 동그라미 / 2. 동반상승, 폼생폼사, 타산지석, 여론조사, 이산저산, 알송달송, 가신가신, 가정교사, 아나운서

인지훈련 프로그램

____년 ____월 ____일

OO홈쇼핑의 신참 쇼핑호스트 삼순양. 고객들은 최대한 싼 제품을 많이 사려고 하겠죠? 고객이 되어 맘껏 쇼핑을 해보세요... (단, 만원이상 구매시 택배는 공짜! 돋보기는 그 날 가장 할인율이 큰 품목을 살 수 있게 도와주는 기능으로 이용시 3,000원의 이용료가 부가됩니다)

OO홈쇼핑 찬스!			
엄마를 위한 선물! 나들이 모자 15,000원 →3,750원	가격 파괴 가방 25,000원 →12,500원	가격 파괴 운동화 20,000원 →10,000원	1개 사면 1개 공짜!! 농구공 2,000원 →1,000원
50% 왕창 세일 세탁기 1대 70,000원 →35,000원	이월상품 대 처분 고급 블라우스 20,000원 →15,000원	이월상품 대 처분 반짝이 구두 만원 →2,500원	주전부리 간식 모음 세트 5000원 →3,750원
이윤 포기 로션 5,000원→1,250원		골라골라 최저가격 바지 100,000원 →75,000원	전국택배 5,000원
재킷 50,000원→37,500원			돋보기 3,000원

1. A씨는 조카들 입학 선물로 가방 2개와 농구공(원 플러스 원) 1개를 택배로 주문하려합니다. 얼마를 계산해야 하나요?
2. 할인율이 제일 큰 3개의 상품을 돋보기를 한 번 이용하여 샀습니다. 얼마를 계산해야 하나요?

정답) 1. 26,000원 / 2. 10,500원

아래의 그림과 같이 반복되는 모양을 빈곳에다가 펜으로 똑같이 그려보세요.

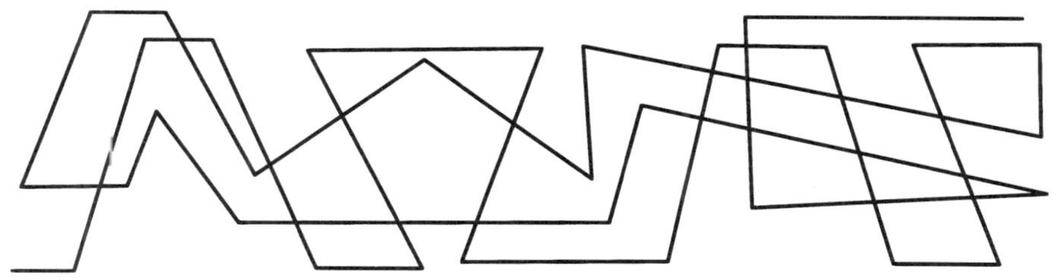

1. 첫 글자의 시작이 "ㄷ"으로 시작하는 단어에 ○ 하세요. (예 : 동서남북)
2. 4번째 글자의 자음이 "ㄱ"인 단어를 X 표 하세요. (예 : 점심시간)

호주머니	관광버스	점심시간	동서남북	마음가짐
이것저것	돼지고기	틀림없이	시내버스	뚱뚱하다
아프리카	할아버지	민주주의	바이올린	고등학교
오랫동안	도란도란	이해관계	지글지글	아랫사람
노랫소리	대중교통	대한민국	성형수술	부끄러움
전화번호	아침시간	기상나팔	등화관제	스트레스

정답) 1. 동서남북, 돼지고기, 도란도란, 대중교통, 대한민국, 등화관제
2. 점심시간, 이것저것, 돼지고기, 고등학교, 이해관계, 지글지글, 대한민국, 아침시간

연필로 줄을 그어 미로 찾기를 해봅시다. 옆줄에 선이 닿지 않도록 조심하면서!

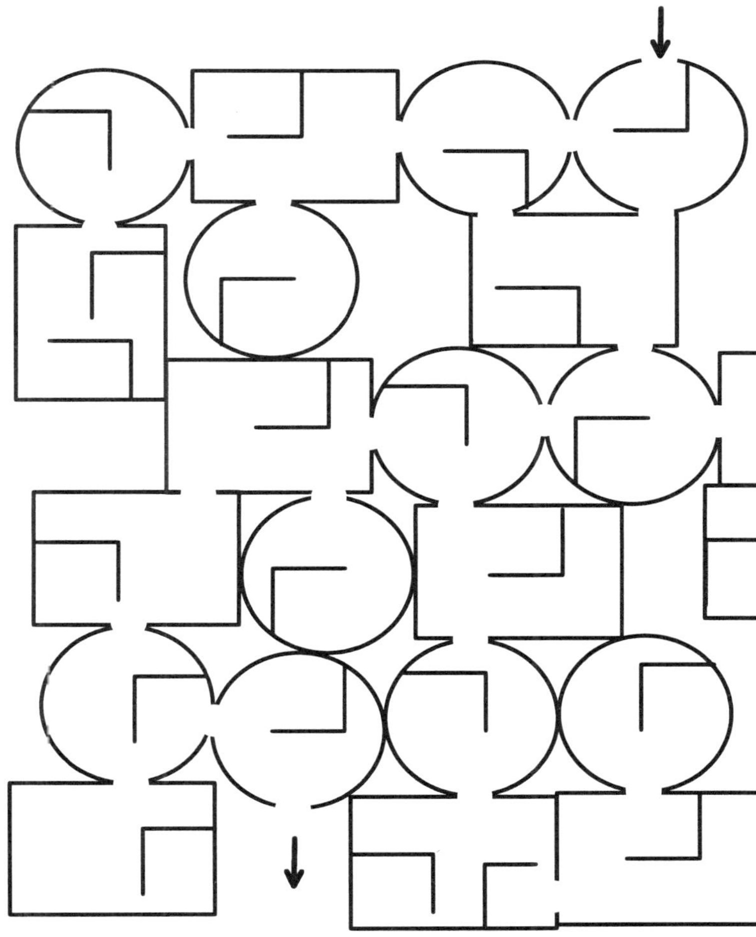

세모의 1번 → 동그라미의 2번 → 세모의 3번 → 동그라미의 4번... 순으로 연결해 보세요.

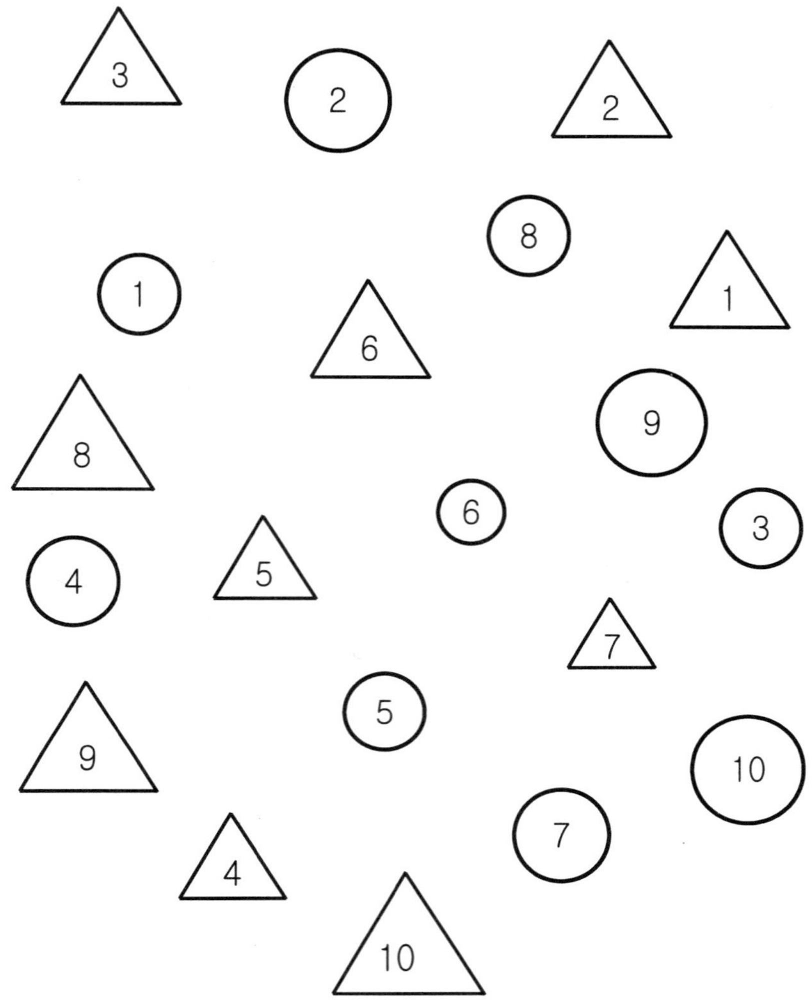

다음 단어로 끝말잇기를 하세요.

1. 옥 수 수 → ___ ___ → ___ 화 → ___ ___

2. 전 화 기 → ___ ___ 기 → ___ ___
→ ___ 밥

3. 딸 기 → ___ ___ → ___ 새 ___
→ ___ 빵

4. 무 궁 화 → ___ ___ ___ → 품 ___
→ ___ 서

정답) 1. 수영, 영화, 화가 2. 기러기, 기초, 초밥 3. 기억, 억새풀, 풀빵 4. 화장품, 품질, 질서

입체도형이 그려져 있습니다. 입체적인 느낌이 잘 표현되도록 그림과 똑같이 그려보세요.

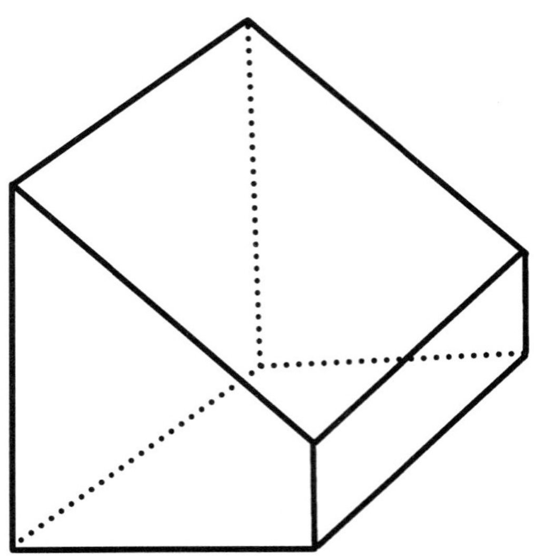

출출한 배를 채우기 위해 분식집에 도착 했어요. 두 개의 표를 비교해보고 오른쪽에서 다른 부분을 찾아 동그라미를 쳐보세요. (답 : 총 11 부분이 다릅니다.)

모두 분식
메뉴판
No.____ Tel(02) 033-2438

품목	단가	수량	금액
면류			
라면			500
잔치국수			1,500
열무국수			1,500
쫄면			1,000
찌개류			
김치찌개			2,500
된장찌개			3,000
부대찌개			3,500
해물찌개			4,000
주류			
소주			1,000
맥주			2,000
막걸리			3,000
정종			4,000
합계	W		
찾아주셔서 감사합니다.			

모두 분식
차림표
No.____ Tel(02) 033-2438

품목	금액	수량	단가
면류			
라면			500
잔치국수			500
열무국밥			1,500
쫄면			1,000
찌개 류			
김치찌개			2,500
된장찌개			3,000
부대찌개			3,500
해물탕			4,000
음료			
소주			10,000
정종			2,000
막걸리			3,000
맥주			4,000
합계	W		
찾아주셔서 감사합니다.			

정답) 차림표, 금액, 단가, 500, 열무국밥, 찌개 류, 해물탕, 음료, 10,000, 정종, 맥주,

인지훈련 프로그램

________년 ______월 ______일

아래와 같은 것을 찾아보세요?

보기

1	3	7
4	9	6
8	5	2

1	3	7
2	9	6
8	5	4

6	1	2
7	9	3
8	5	4

7	8	1
6	9	2
5	4	3

1	3	7
8	9	6
5	4	2

1	3	7
9	2	6
8	5	4

1	3	7
6	9	4
8	5	2

1	3	7
4	9	6
8	5	2

2	3	7
4	9	6
8	5	1

1	4	7
3	9	6
8	5	2

정답) 세번째줄 첫번째

다음 그림을 보고 어떤 속담을 표현한 것인지, 또 그 속담의 뜻은 무엇인지 말해보세요.

1.

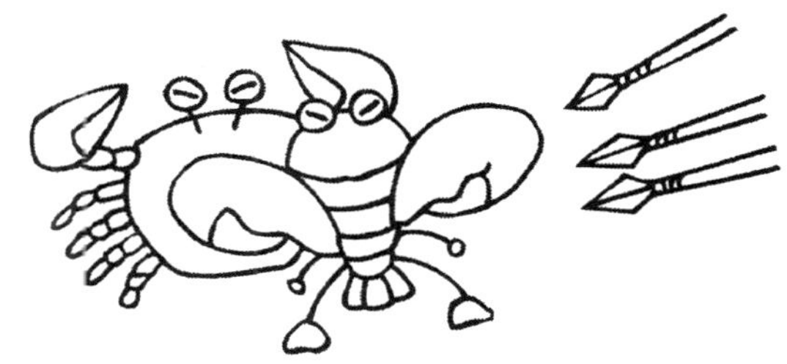

2.

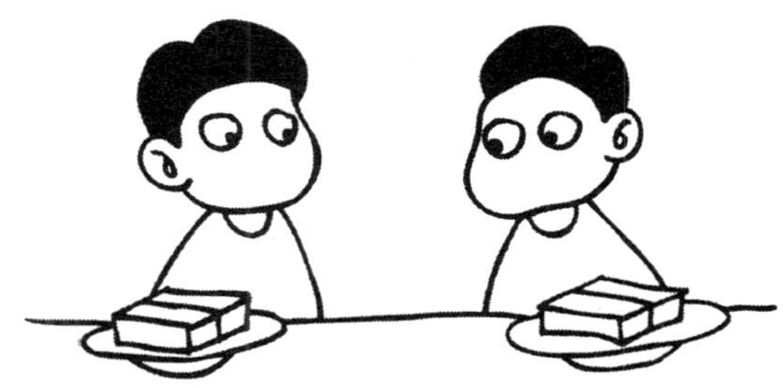

3.

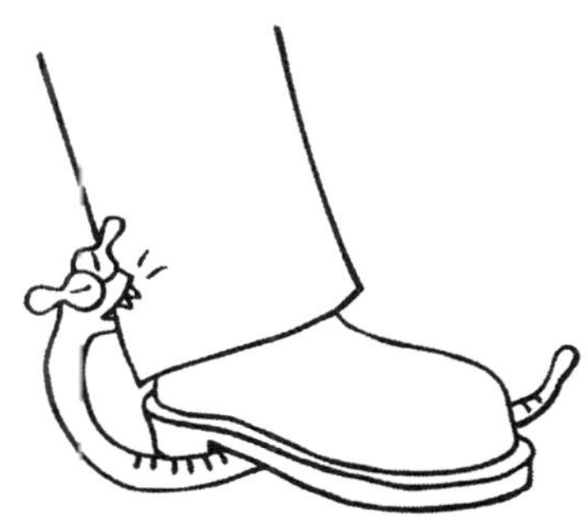

정답) 1. 가재는 게 편, 2. 남의 떡이 커 보인다, 3. 지렁이도 밟으면 꿈틀한다.

왼쪽에 있는 원시인의 모습을 보고, 뒷모습을 유추해서 서로 다른 부분이 있는 곳을 이야기를 해 보세요.

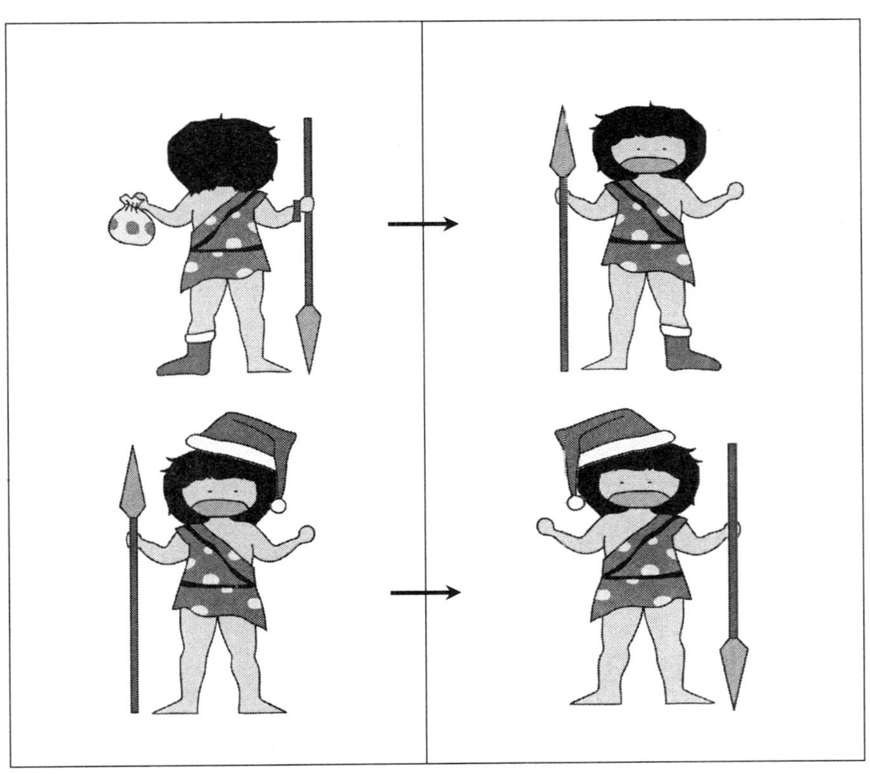

정답) 위쪽 : 왼쪽 원시인의 팔찌, 창 끝 모양, 보자기
아래쪽 : 왼쪽 원시인의 창, 모자 모양, 옷이 쳐진 부분

숫자와 자음, 한자가 섞여 있습니다. 숫자->한자 순으로 제일 빠른 것부터 눈으로 연결시켜보세요.

① ㊁ ⑧ ㉢
㊅ ㊆ ⑤
② ⑨
㊄
㊀ ㉣
㉠ ㉤
③ ㊇
⑥ ㊂
㉡ ㊃ ④
㉧ ⑦
㉥ ㊈
㉨ ㉦

1. 2번째 글자의 시작이 "ㄱ"으로 시작하는 단어에 ○ 하세요.(예 : 학교생활)
2. 4번째 글자의 자음이 "ㅣ"인 단어를 X 표 하세요. (예: 통행금지)

갈팡지팡	아무래도	헐레벌떡	진달래꽃	통행금지
프로그램	학교생활	웬만하면	은행나무	해수욕장
후추가루	공교롭게	와이셔츠	이곳저곳	공중전화
이런저런	교통사고	울음소리	운전기사	기막히다
신혼부부	아이디어	기성세대	나뭇가지	시아버지
레스토랑	재활용품	전기밥솥	마찬가지	횡단보도

정답) 1. 학교생활, 공교롭게, 이곳저곳, 전기밥솥
2. 통행금지, 울음소리, 나뭇가지, 시아버지, 마찬가지

메기매운탕을 만들기 위해 갖가지 도마 위에 재료와 도구를 준비하였습니다. 화살표 방향부터 연필로 연결해 보세요.

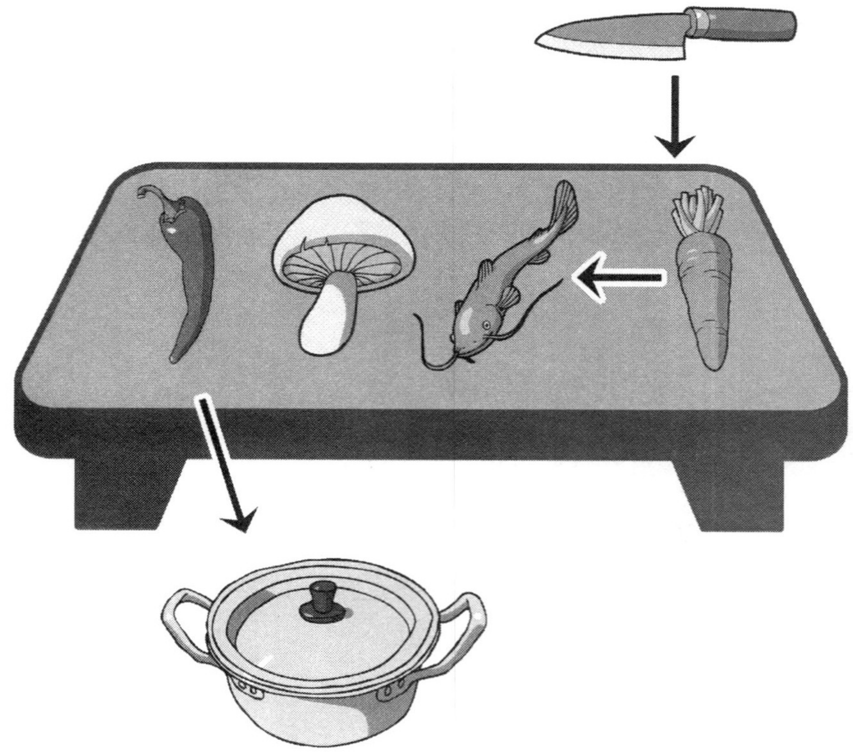

1. 위의 그림을 가리고, 도마 위 있는 재료 4가지를 이야기해보세요.

2. 매운탕을 위해 준비한 도구는?

정답) 1. 당근, 메기, 버섯, 고추 / 2. 칼, 냄비

다음의 그림카드를 두 번 크게 소리 내어 읽어 보세요.

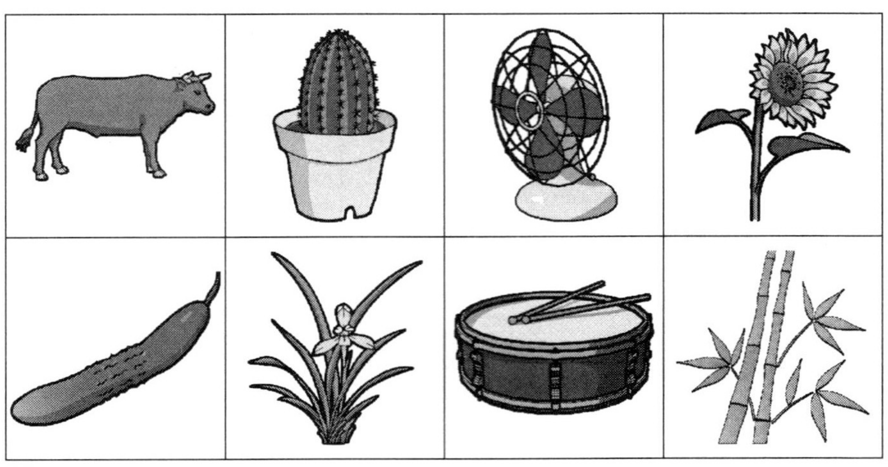

자, 이제 책을 덮고 어떤 그림들이 있었는지 소리내어 말해 볼까요? 총 8개 그림입니다.

정답) 소, 선인장, 선풍기, 해바라기, 오이, 난초, 북, 대나무

다음 그림을 보면서 이름이 무엇인지 말해보세요. 여러 번 그림 이름을 말해 본 뒤 책을 덮고 어떤 그림이 있었는지 생각해 보세요. 총 12개의 그림이 있습니다. 3번 반복해 보세요.

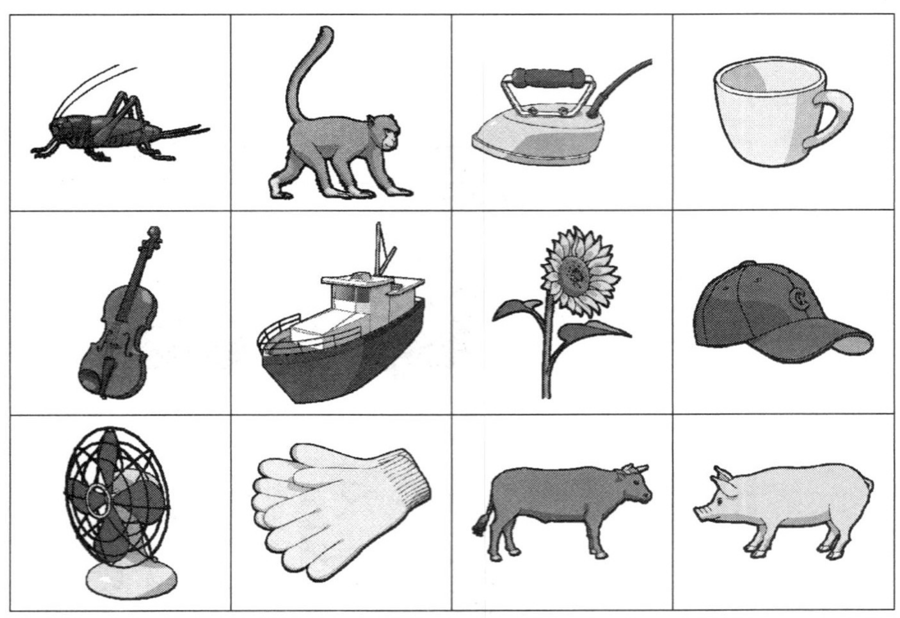

아래에 있는 것들 중에 위 그림에 있었던 것을 동그라미로 표시해 보세요.

바이올린	개미	모자	날파리	다리미
지갑	장갑	말	귀뚜라미	해바라기
주걱	버선	배	치마	호랑이
컵	원숭이	스푼	선풍기	부채
여우	소	트럭	쌀통	돼지

정답) 귀뚜라미, 바이올린, 선풍기, 원숭이, 배, 장갑, 다리미, 해바라기, 소, 컵, 모자, 돼지

인지훈련 프로그램

_______년 _____월 _____일

기차에도 번호가 있습니다. 서울역에서 출발하는 부산행 기차 번호가 길에 쓰여 있네요. 줄을 그으며 가 봅시다.
(주의! 벽에 선이 닿지 않도록 하세요.)

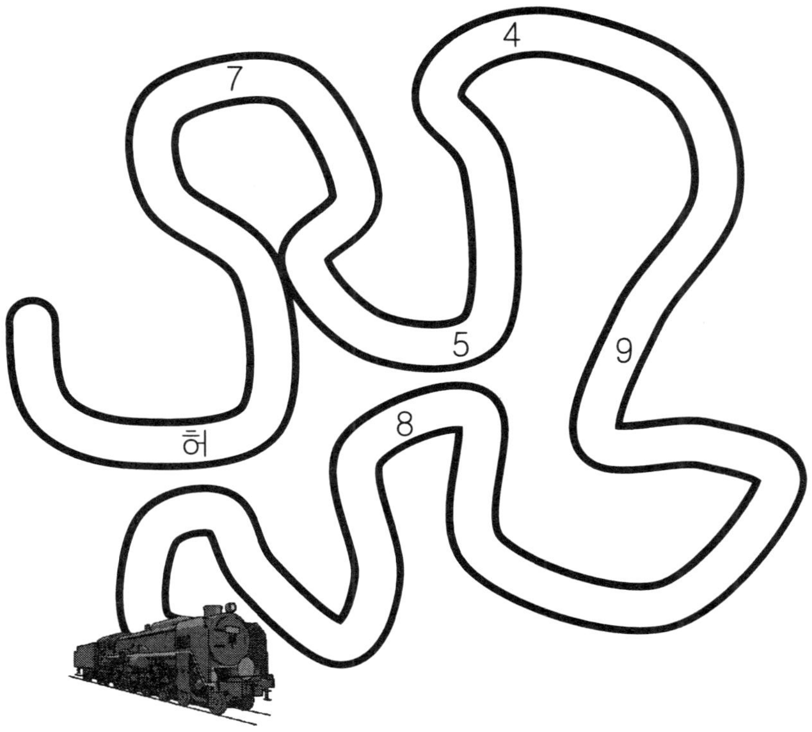

기차의 번호는?
역순으로 이야기 해 보세요.

정답) 허, 7, 5, 4, 9, 8 / 8, 9, 4, 5, 7, 허

누군가가 그림 위에다 낙서를 해놓았네요. 낙서를 하기 전의 그림은 무엇이었을까요?

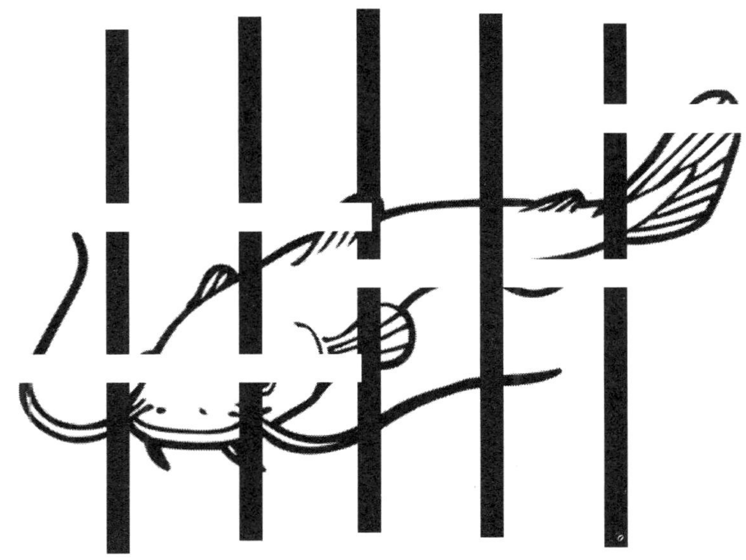

정답) 메기

다음은 발음하기 어려운 문장들입니다.
각 문장들을 5회 연속하여 빠르고 정확하게 발음해보세요.

1. 신진 샹숑가수의 신춘 샹숑쇼우

2. 서울특별시 특허허가과 허가과장 허과장

3. 저기 저 뜀틀이 내가 뛸 뜀틀인가 내가 안 뛸 뜀틀인가

4. 앞 집 팥죽은 붉은 팥 팥죽이고 , 뒷집 콩죽은 햇콩단콩 콩죽, 우리집 깨죽은 검은깨 깨죽인데 사람들은 햇콩 단콩 콩죽 깨죽 죽 먹기를 싫어하더라.

예전의 우체국에서는 편지가 우체통에서 수거되어오면 일차적으로 분류하여 보냅니다.
여러분이 우체국에서 일하는 직원이라 생각하시고 편지나 엽서를 주소지에 맞게 분류 통에 체크해 보세요.

서울	부산	경북	대구	충북
충남	전남	광주	대전	제주

영등포구	순천시	경주시	대구시	청주시
대전시	마포구	영동군	목포시	서귀포시
해운대구	종로구	제주시	광주시	안동시

종로구	중구	서초구	광진구	강서구
마포구	강남구	성북구	영등포구	관악구

영등포구	종로구	강남구	관악구	서초구
성북구	광진구	영등포구	마포구	강서구

다음 글을 주의 깊게 잘 읽어 보세요.

> 학창시절의 기억을 떠 올릴 때 제일 즐거운 기억 중 하나는 소풍일 것이다. 특히 봄 소풍은 따듯한 봄 향기와 함께 국민 학생들의 마음을 설레게 하는 행사 중의 행사였다. 삶은 달걀, 밤 그리고 통닭 튀김 그리고 김밥은 빠질 수 없는 메뉴였다. 제법 먼 유원지까지 걸어가서 보물찾기도 하고, 수건돌리기도 하고, 장기자랑을 하는 것도 좋았지만, 소풍가는 기쁨과 설렘으로 밤잠을 설치는 경우도 많았다.
> 개그맨 배삼룡씨의 개다리 춤도 인기였고, 그동안 소풍의 형태도 많이 변했지만, 다시금 떠올리는 봄 소풍의 추억은 몸과 마음을 다시 동심으로 돌아가게 하는 것 같다.

1. 위의 글을 읽고 아래의 빈 칸을 알맞게 채워보세요.

학창시절의 기억을 떠 올릴 때 제일 즐거운 기억 중 하나는 (　　)일 것이다. 특히 (　　) 소풍은 따듯한 봄 향기와 함께 국민 학생들의 마음을 설레게 하는 행사 중의 행사였다. 삶은 달걀, 밤 그리고 (　　) 그리고 김밥은 빠질 수 없는 메뉴였다. 제법 먼 유원지까지 걸어가서 (　　)찾기도 하고, 수건돌리기도 하고, 장기자랑을 하는 것도 좋았지만, 소풍가는 기쁨과 설렘으로 (　　)을 설치는 경우도 많았다.
개그맨 배삼룡씨의 (　　) 춤도 인기였고, 그동안 소풍의 형태도 많이 변했지만, 다시금 떠올리는 봄 소풍의 추억은 몸과 마음을 다시 (　　)으로 돌아가게 하는 것 같다.

정답) 1. 소풍, 봄, 통닭튀김, 보물, 밤잠, 개다리, 동심

자동차 번호도 오랜 기간 변천해 왔습니다. 삼륜차의 자동차 번호를 한번 보고 바로 말해 보세요.
포니, BMW의 자동차번호를 한번 보고 바로 말해 보세요.
시발자동차의 4자리 자동차번호를 역순으로 외워보세요.

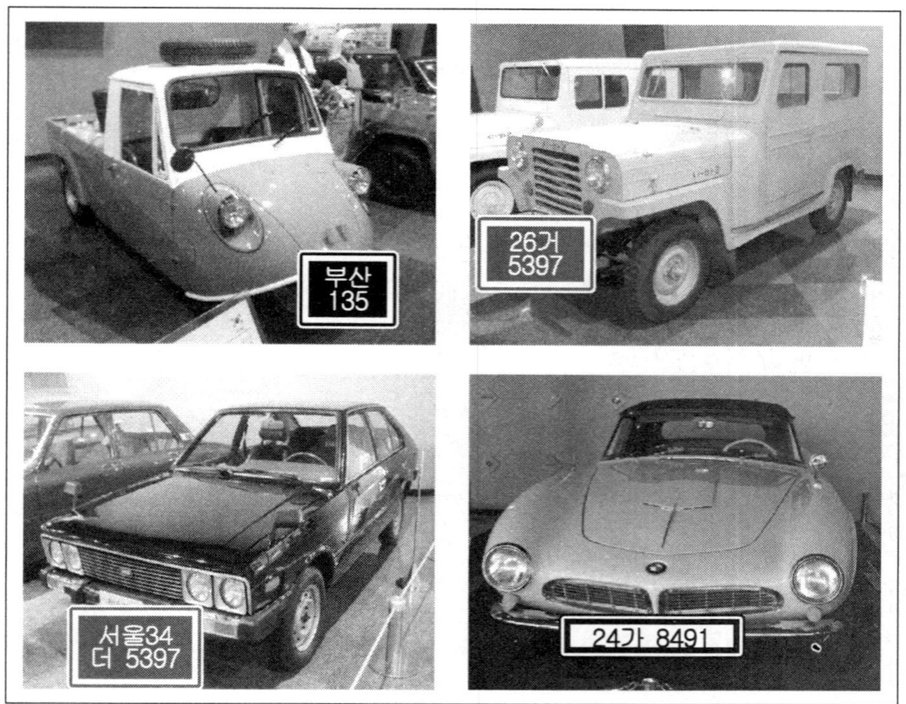

정답) 삼륜차 부산 135, 포니 서울 34더 5397, BMW 24가8491, 시발 7935

아래 그림들 중에서 공통점이 적은 것을 이야기해 보세요.
왜 그런지 이유도 말해보세요.

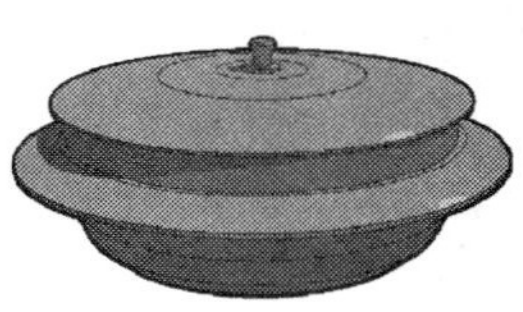

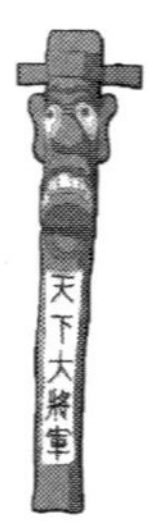

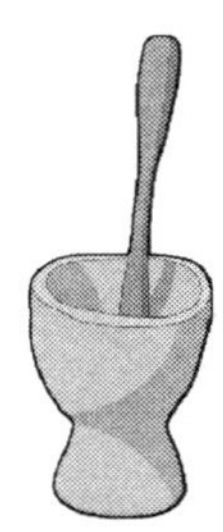

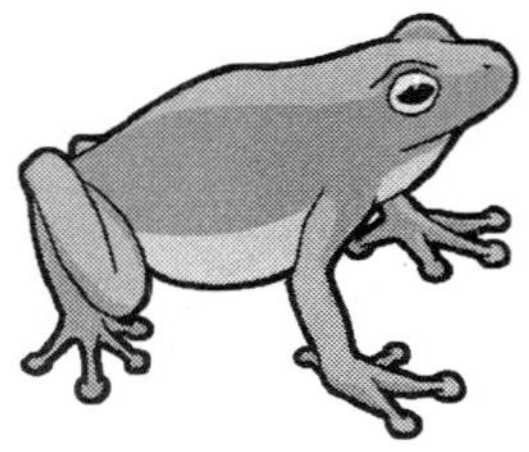

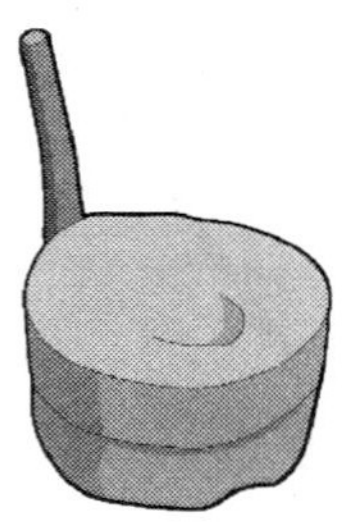

정답) 개구리 // 옛날 것들 또는 사람이 만든 것

아래의 그림과 같이 반복되는 모양을 빈곳에다가 펜으로 똑같이 그려보세요.

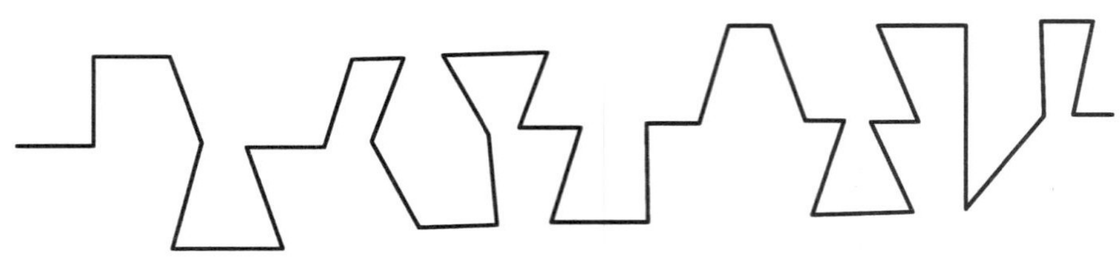

인지훈련 프로그램

_______년 _____월 _____일

588회 1등 당첨번호는 2조에 648591번입니다. 1등에 당첨된 복권은 몇 번 일까요?

1

제 588 회
3조 648591
주택복권
1등 1억원
한국주택은행 추첨일 99. 2. 3
지급기한 99. 8. 6 500원

2

제 588 회
2조 748591
주택복권
1등 1억원
한국주택은행 추첨일 99. 2. 3
지급기한 99. 8. 6 500원

3

제 588 회
2조 648592
주택복권
1등 1억원
한국주택은행 추첨일 99. 2. 3
지급기한 99. 8. 6 500원

4

제 588 회
2조 648591
주택복권
1등 1억원
한국주택은행 추첨일 99. 2. 3
지급기한 99. 8. 6 500원

5

제 588 회
2조 648591
주택복권
1등 1억원
한국주택은행 추첨일 99. 2. 3
지급기한 99. 8. 6 500원

6

제 588 회
3조 148591
주택복권
1등 1억원
한국주택은행 추첨일 99. 2. 3
지급기한 99. 8. 6 500원

정답) 5번

다음의 그림을 보시고 선을 기점으로 대칭이 되도록 그려 보세요.

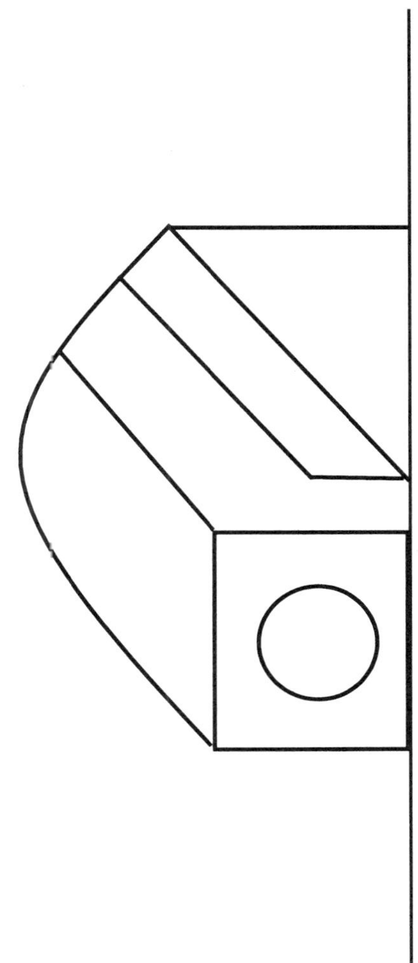

어휘력 향상 프로그램입니다. 기사의 제목으로 사용될 수 있는 문장들 입니다. 여러분의 상상력으로 기사의 제목을 채워보세요. 괄호 안에 똑같은 낱말이 들어갑니다.

1. 귀여운 (　　　)이다
   (　　　)이 중요한 것이 아니다.
   텔레비전을 통해 (　　　)을 공개한다.
   신랑 (　　　) 하루 30분도 못 봐요.
   다시 한번 (　　　)을 내밀게 됐다.
   그리운 (　　　)들
   마른 몸매에 (　　　)도 연약해 보인다.

2. 지역 유통가, 벌써 (　　)이 왔다.
   기업 체감 경기에도 '(　　)기운'
   동백꽃 길·전망대에 (　　)이 소곤거리네
   생동감 넘치는 (　　)의 색채가 가득한 화보 공개!
   (　　)이 오는 길목으로 나들이 떠나요~
   꽃 피는 (　　)이 오면 필요한 거는?

3. 여행(　　)
   호텔로 배달된 검은 (　　)
   자녀의 나이와 성별에 맞춰 학용품과 (　　)을 직접 골랐다.
   명품 (　　)이 이렇게 만들어지는 구나
   통장과 도장이 든 (　　)을 발견하고 주인에게 찾아 주었다.

정답) 1. 얼굴 / 2. 봄 / 3. 가방

아래의 표에는, 4가지 범주에 속하는 단어들이 각각 4개씩 제시가 되어 있습니다.
각 범주에 해당하는 단어들을 순서대로 외워 보세요.
다 외웠으면 아래의 빈칸에 한번 채워 보도록 합시다.
다 못 외우셨다면, 다 외울 수 있을 때까지 반복해 보세요.

동물	운송기구	가전제품	감정
돼지	비행기	다리미	슬픔
말	자전거	믹서기	성남
사슴	기차	선풍기	행복
염소	배	라디오	감사

동물	운송기구	가전제품	감정

다음 사진을 보고 이야기를 해보세요.

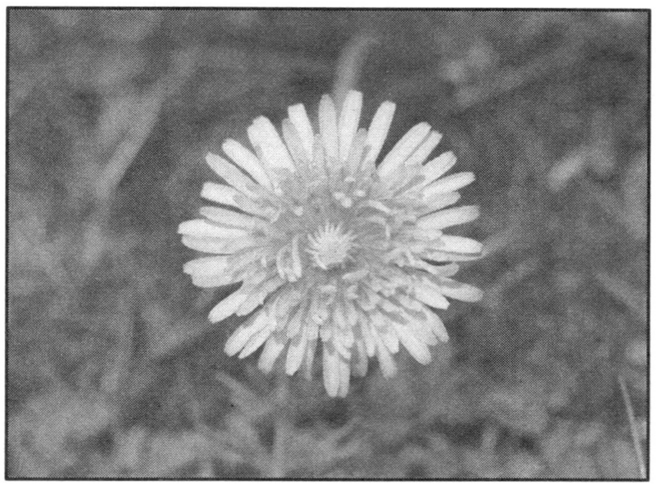

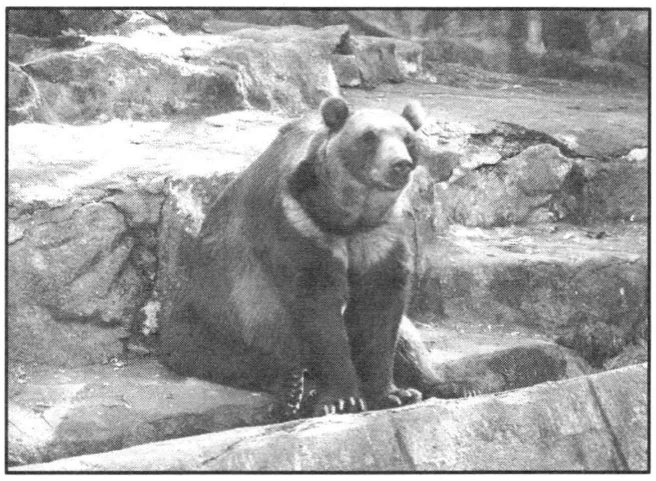

아래의 그림과 같이 반복되는 모양을 빈곳에다가 펜으로 똑같이 그려보세요.

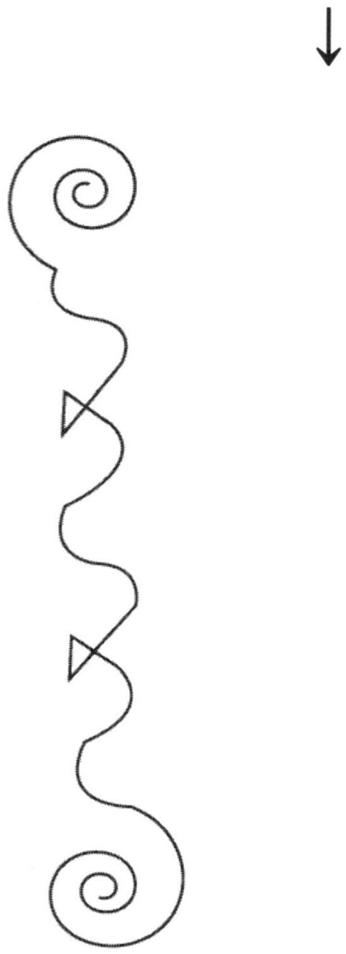

개미가 땅 굴속에 숨겨놓은 잠자리를 먹으로 들어갑니다. 연필로 줄을 그어 개미의 집안으로 들어가 봅시다. 옆줄에 선이 닿지 않도록 조심하면서!

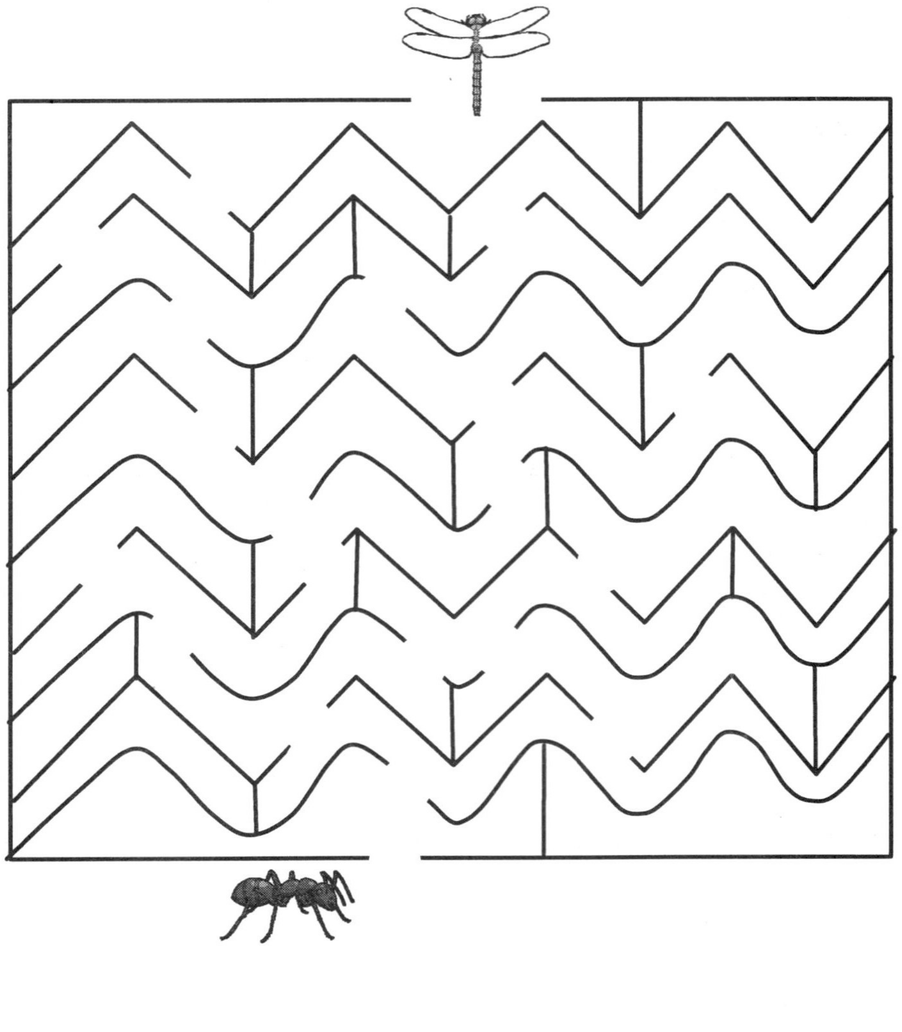

누가 그림위에다 낙서를 해놓았네요. 낙서를 하기 전의 그림은 무엇이었을까요?

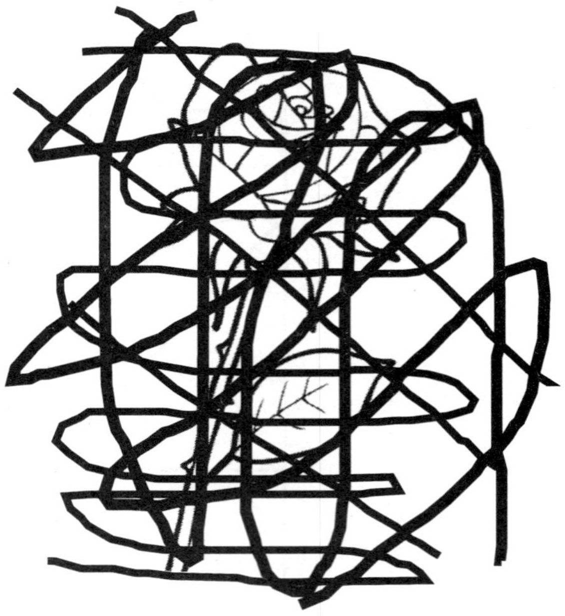

정답) 장미

인지훈련 프로그램

_______년 _____월 _____일

다음은 무엇의 그림자일까요? 한번 맞춰 보세요.

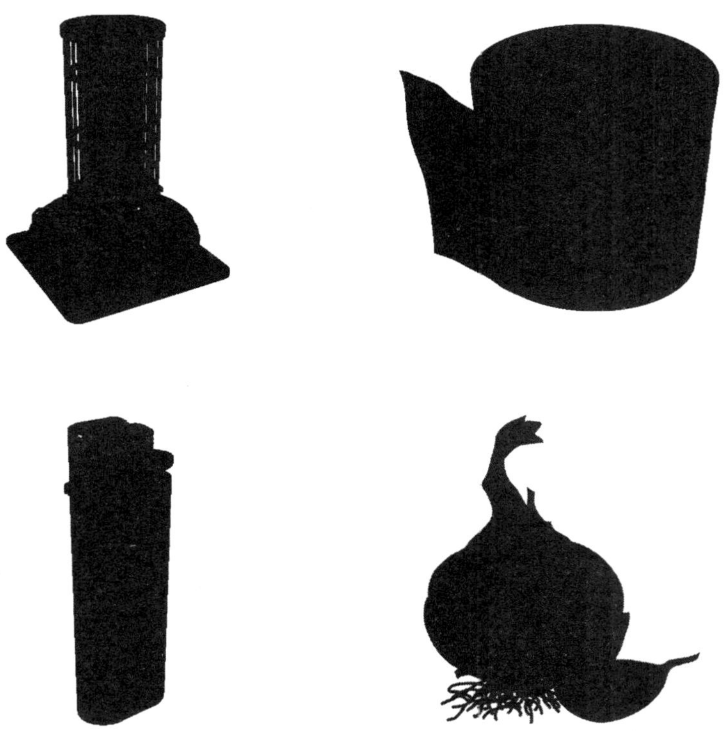

정답) 휴지, 라이터, 난로, 마늘

다음 도형을 정확하게 네 등분 해 보세요.

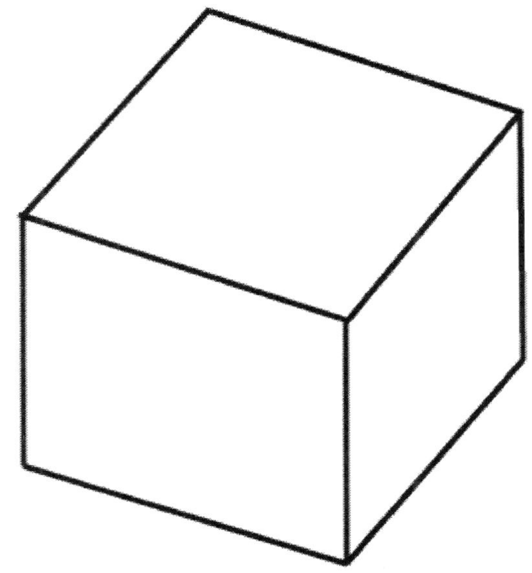

다음의 그림을 잘 보시고 빈 공간에 똑같이 그려보세요.

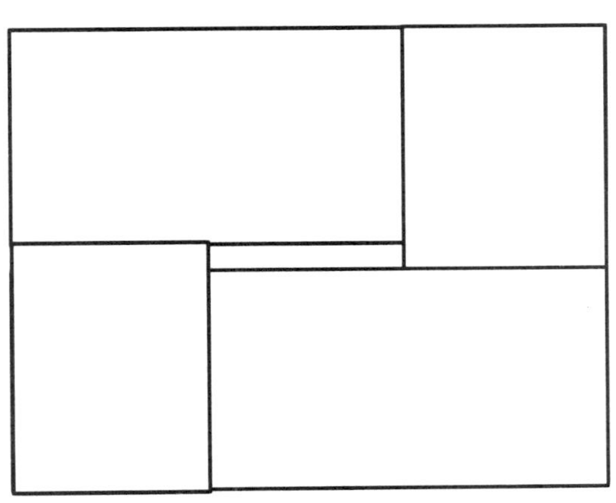

1. 첫 글자의 시작이 "ㄱ"으로 시작하는 단어에 ○ 하세요.
   (예 : 귀뚜라미, 가족소개)
2. 4번째 글자의 자음이 "ㄹ"인 단어를 X 표 하세요.
   (예 : 우두머리, 오래오래)

우두머리	미꾸라지	귀뚜라미	송두리째	텔레비전
여기저기	하다못해	현대사회	오래오래	딱따구리
불가사리	한꺼번에	왜냐하면	가족소개	환경오염
청둥오리	우두커니	시어머니	한가로운	그림지도
고사성어	마포나루	자유주의	소매치기	맨드라미
언제든지	일기예보	백과사전	가마타기	국무총리
중도하차	기적소리	차근차근	국어사전	살그머니

정답) 1. 귀뚜라미, 가족소개, 그림지도, 고사성어, 가마타기, 국무총리, 기적소리, 국어사전
2. 딱따구리, 오래오래, 불가사리, 청둥오리, 마포나루, 국무총리, 기적소리

다음 단어들의 공통점은 무엇일까요?

연 필	책가방
물 감	공 책
색연필	지우개

정답) 학용품

다음 그림을 보고 어떤 속담을 표현한 것인지, 또 그 속담의 뜻은 무엇인지 말해보세요.

1.

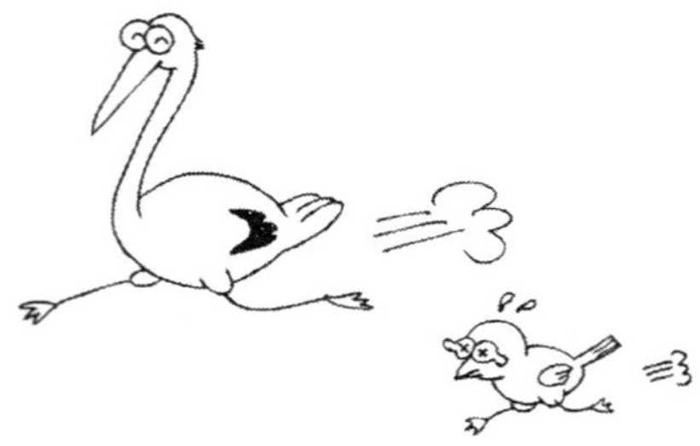

2.

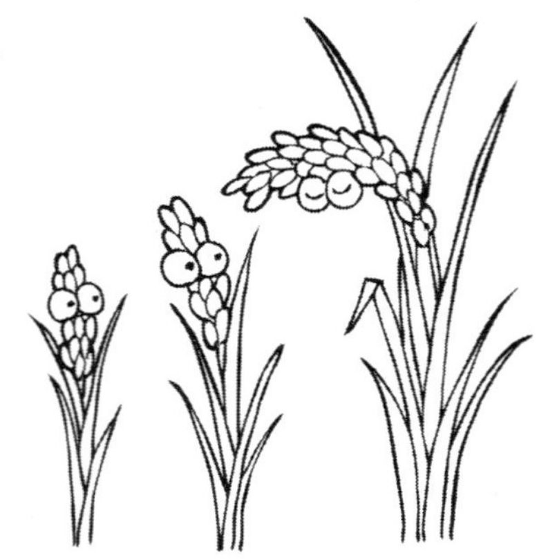

3.

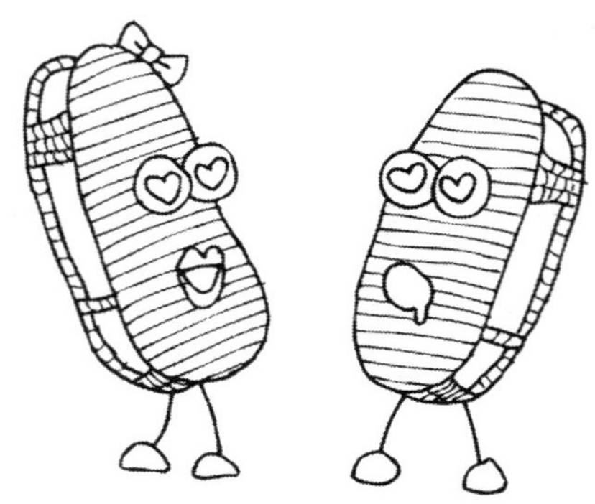

정답) 1. 뱁새가 황새 따라가다 다리 찢어진다. / 2. 벼이삭은 익을수록 고개를 숙인다.
3. 짚신도 제 짝이 있다

어휘력 향상 프로그램입니다. 기사의 제목으로 사용될 수 있는 문장들 입니다. 여러분의 상상력으로 기사의 제목을 채워보세요. 괄호 안에 똑같은 낱말이 들어갑니다.

1. 올해 국내 광고 (　　) 규모가 지난해보다 최대 9% 성장할 것으로 전망됐다.
   벼룩 (　　)에서는 무엇이든 살 수 있다.
   중고차(　　)으로 눈길을 돌리면 모델 선택의 폭은 더욱 넓어진다.
   재래(　　)도 정기세일~

2. 희귀한 (　　) 전시회
   금메달 리스트 100명을 (　　)으로 만난다.
   쇼트트랙 국가대표 '성시백-김민정', 다정한 (　　) 눈길
   "제 신부, 어때요" … 웨딩(　　) 공개
   웃으면서 손을 잡고 졸업(　　) 찍으세요.

3. 아내가 남편에게 꼭 지켜야 할 11가지 (　　)
   (　　)과 매너는 다르다.
   기본을 지키는 것만큼 훌륭한 (　　)은 없는 법
   공연관람 (　　)에 대해 전반적인 홍보가 필요하다.

정답) 1. 시장 / 2. 사진 / 3. 에티켓

1, 2, 3 순서대로 눈을 따라 움직여 보세요.

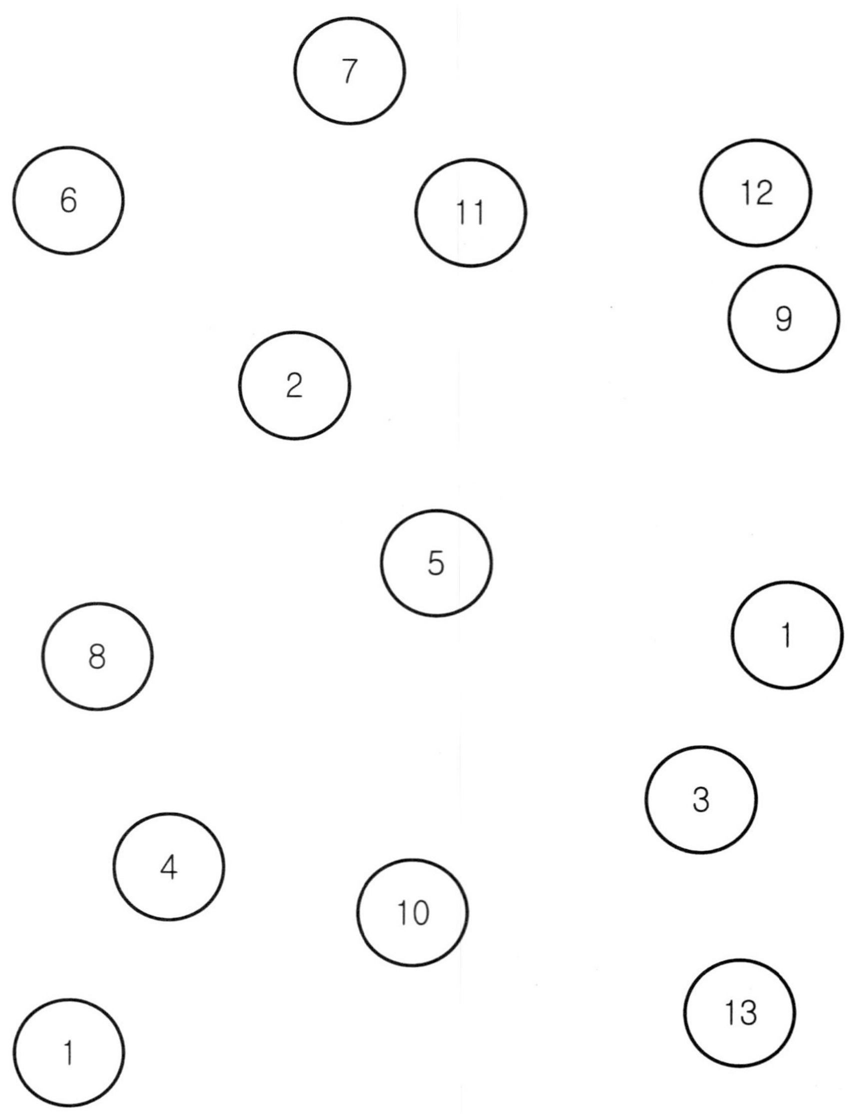

인지훈련 프로그램

_______년 _____월 _____일

보기의 그림을 잘 보고 빠져있는 조각과 같은 것을 골라 그림을 완성시켜보세요.

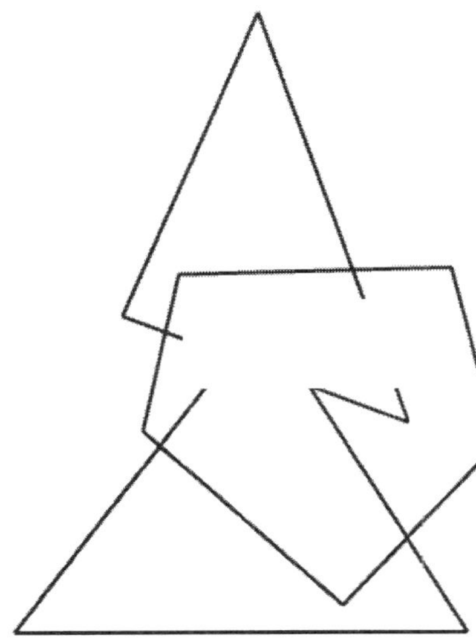

1.
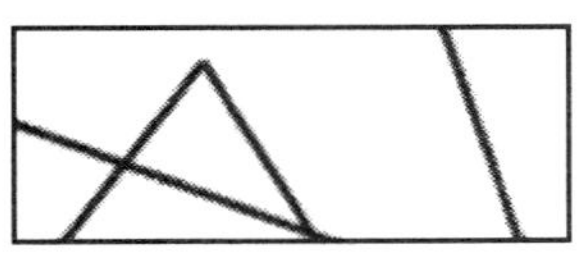

2.
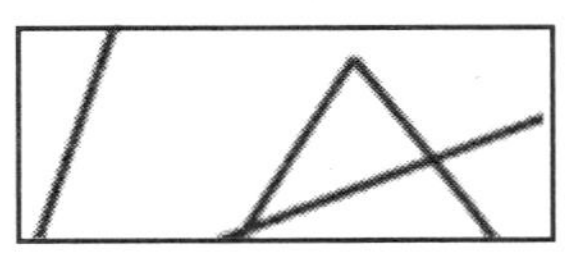

3.
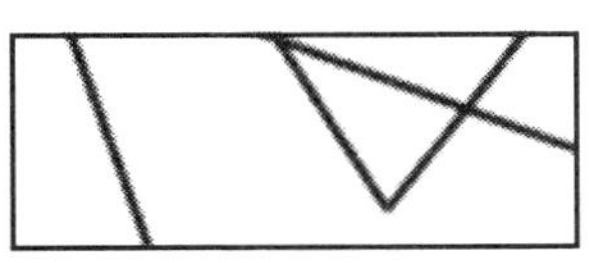

4.
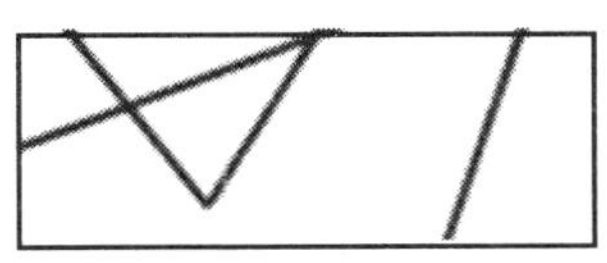

정답) 1

다음은 무엇의 그림자일까요? 한번 맞춰 보세요.

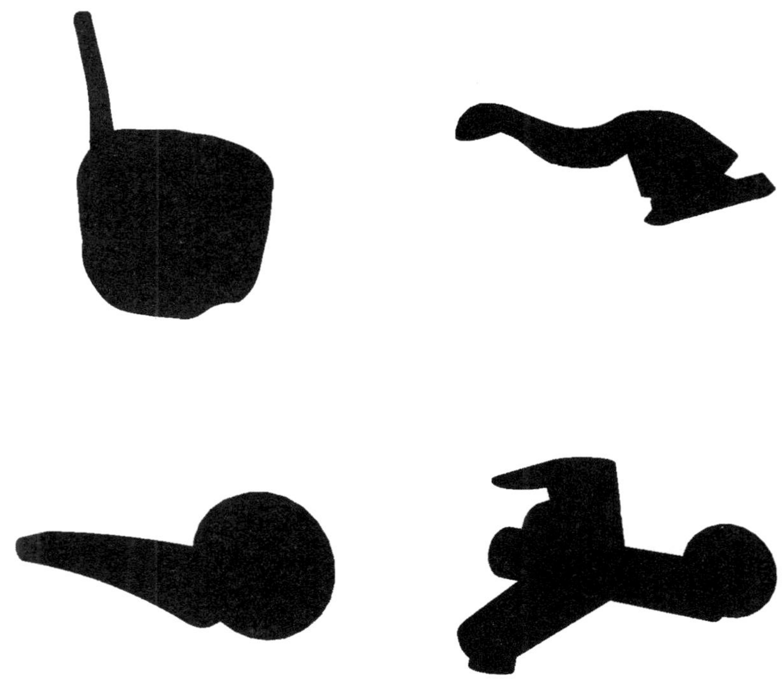

정답) 맷돌, 면도기, 수도꼭지, 문고리

다음 도형을 정확하게 6조각으로 나누어 보세요.

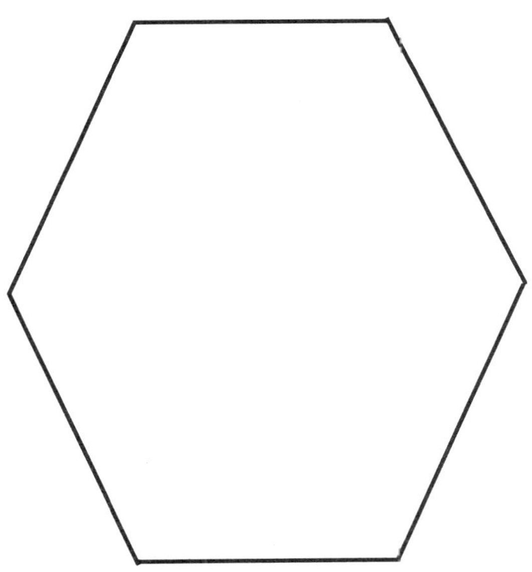

성냥개비를 가지고 아래의 모양과 똑같이 만들어 보세요. 성냥 머리의 방향도 같아야 합니다.

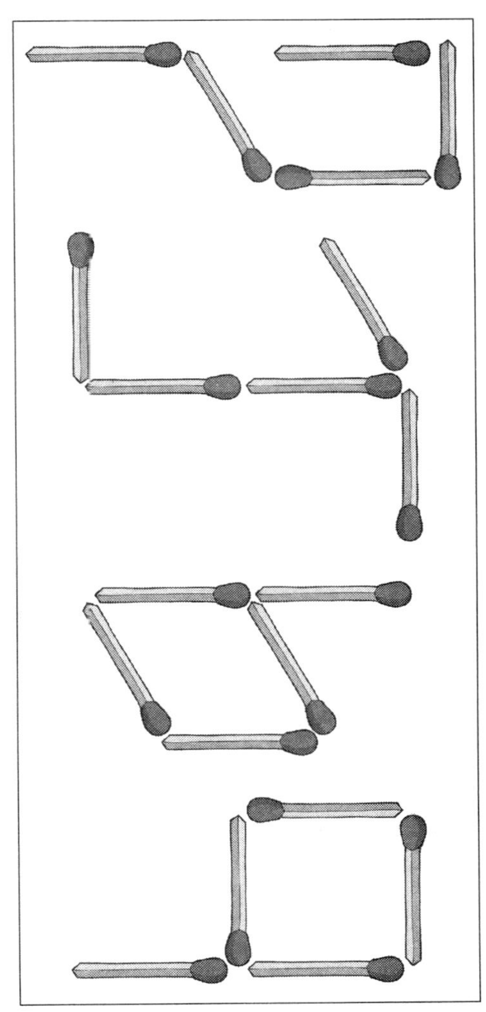

어휘력 향상 프로그램입니다. 기사의 제목으로 사용될 수 있는 문장들 입니다. 여러분의 상상력으로 기사의 제목을 채워보세요. 괄호 안에 똑같은 낱말이 들어갑니다.

1. 나른한 춘곤증 (   )으로 극복을
   (   )을 즐기는 노년층이 늘면서 관련 상품 매출이 급증하고 있다.
   좋은 음식을 챙겨 먹으며 규칙적인 (   )은 건강한 몸을 유지하기 위해 필요합니다.
   요즘엔 너무 바빠서 (   )을 제대로 못하지만, 시간이 날 때마다 집에서 엄마와 뛰어요

2. 야 (   )이다
   '우리 아빠 (   )했어요'
   학위 수여 받는 (   )생들
   (   )·입학생 다 모여라

3. (   )이 같은 눈 빛
   (   )이 세수를 하곤 서둘러 잠자리에 들지만
   지진 때는 (   )이가 이상한 행동을 보였다며 동물의 예지 능력이 화제가 되었다.
   남편이 저더러 (   )이도 강아지도 아닌 '곰'같은 스타일이라고 해요.
   개나 (   )이를 세척해 주는 전용세탁기가 일본에서 개발되었습니다.

정답) 1. 운동 / 2. 졸업 / 3. 고양

다음 겹쳐진 글자가 있습니다. 서로 맞는 글자에 줄을 그어보세요.

등대 •	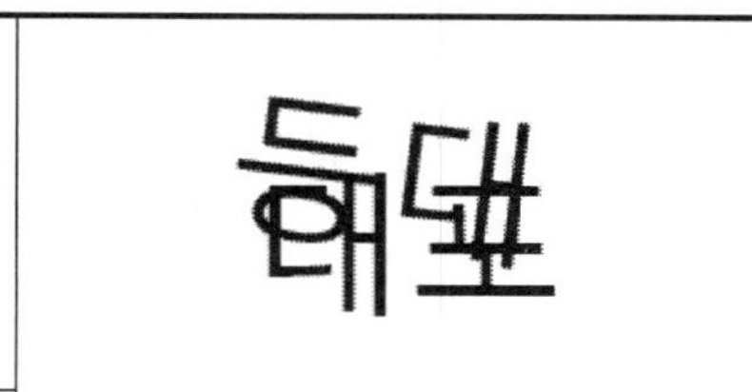	• 악어
축구공 •	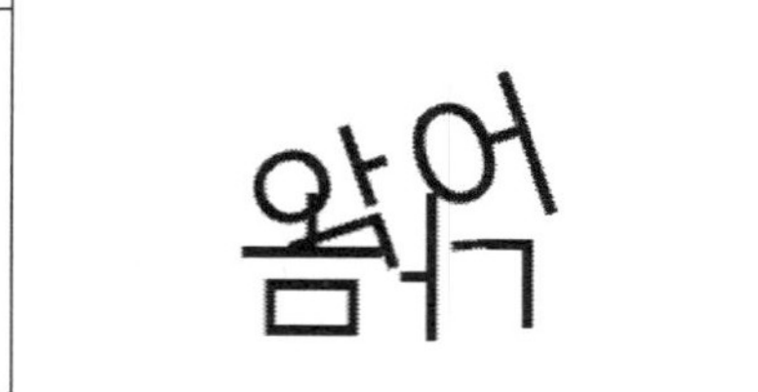	• 나무
종이배 •	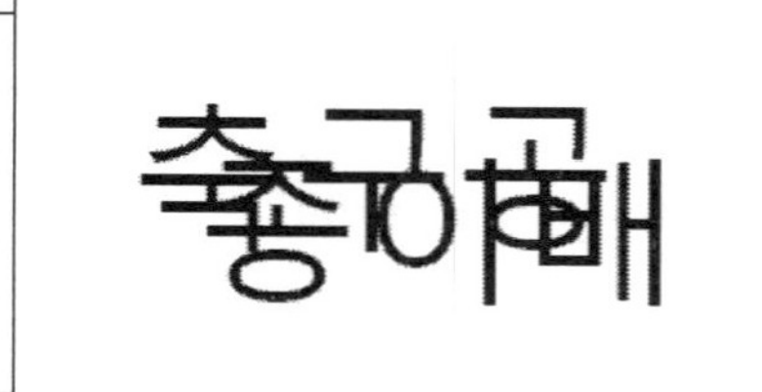	• 대포
야구공 •	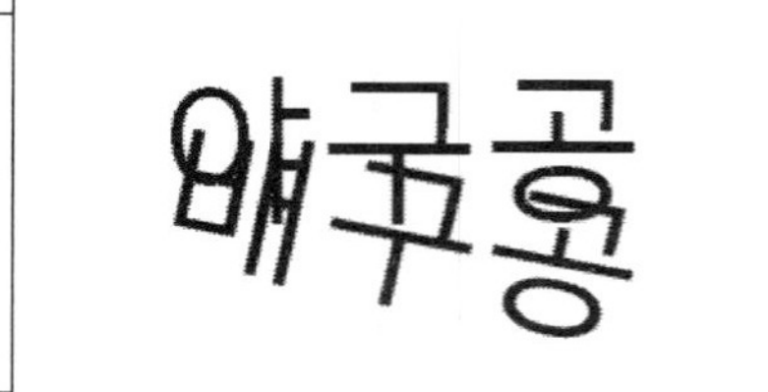	• 옥수수
콩나물 •	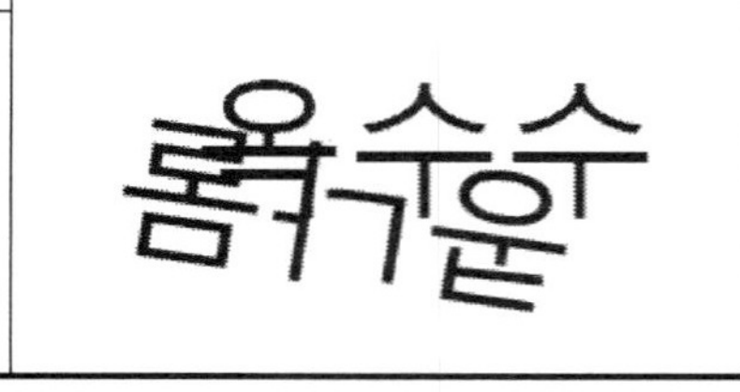	• 배구공

다음의 그림을 잘 보시고 빈 공간에 똑같이 그려보세요.

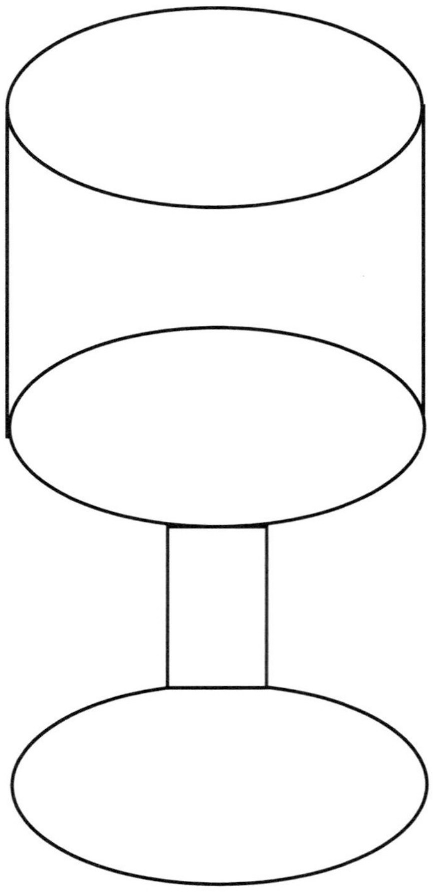

서울역에서 동대구를 거쳐 포항으로 가 친구를 만나려합니다. 집에서 마을버스를 타고 종로 3가 전철역까지 가서 전철을 타고 서울역으로 가서 KTX 열차를 타고 동대구까지 간 다음, 무궁화호로 포항까지 가야 합니다. 마을 버스는 10분, 전철은 15분, KTX는 1시간 50분, 무궁화호는 58분이 걸립니다. 각각의 운송 편으로 이동하는데 10분이 걸린다고 한다면 3시5분에 마을버스정류소에 기다리고 있다면 어떻게 가는 것이 제일 빠를까요. 몇 시에 포항에 도착할까요? 요금은 얼마입니까?

마을버스 시간표 800원		
2:30	2:55	3:50
2:40	3:00	4:10
2:50	3:10	4:50

종로3가 전철역 시간표(서울역 방향) 1100원		
2:30	3:00	3:35
2:40	3:10	3:38
2:50	3:20	4:00

서울역 출발 경부선 열차시간표 대전20500원, 동대구 28500원		
2:00 KTX	3:25 KTX	3:55 KTX 종착역 대전
2:30 KTX	3:35 KTX	4:10 KTX
3:00 무궁화	3:50 무궁화	4:20 KTX

동대구역 출발 열차 시간표 마산 8500원, 포항 4500원, 영주 5000원		
3:50 KTX 마산	5:05 무궁화 종착역 영주	6:00 무궁화 종착역 포항
4:10 무궁화 종착역 포항	5:25 KTX 종착역 마산	6:10 무궁화 종착역 마산
4:30 무궁화 종착역 마산	5:40 무궁화 종착역 포항	6:20 무궁화 종착역 포항
4:40 무궁화 종착역 포항	5:50 무궁화 종착역 영주	6:40 무궁화 종착역 마산

몇 시에 포항에 도착할까요?

요금은 얼마입니까?

정답) 7시18분 / 34900원

일상에서 볼 수 있는 물건들입니다. 하지만 잘 보면 이상한 곳(빠진 곳)이 있습니다. 찾아보세요.

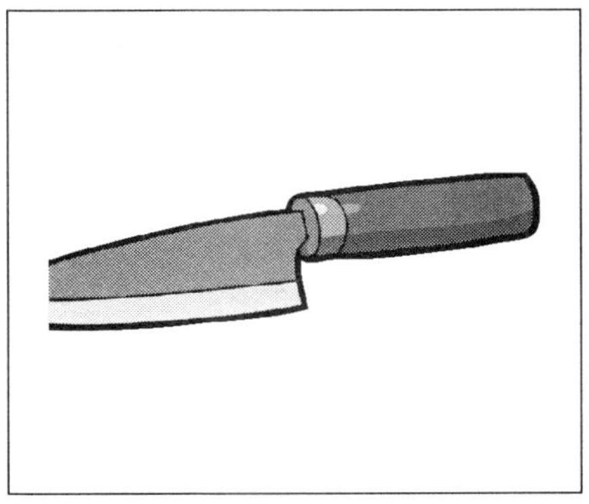

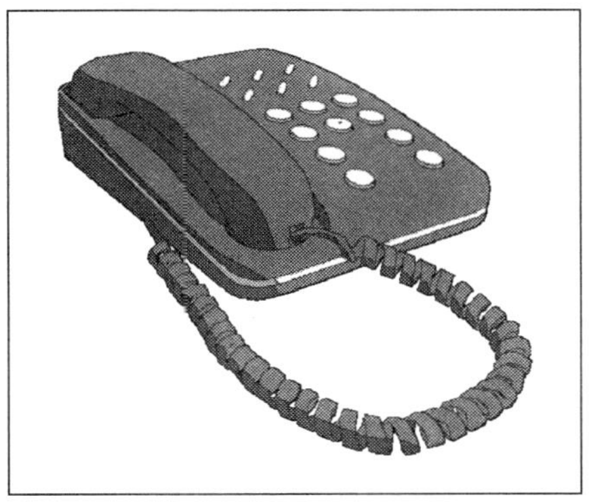

정답) 칼: 앞날, 전화기: 버튼

다음 사진을 보고 이야기를 해보세요.

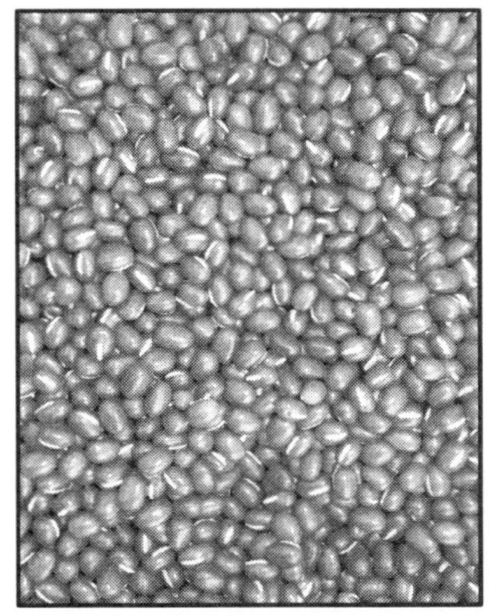

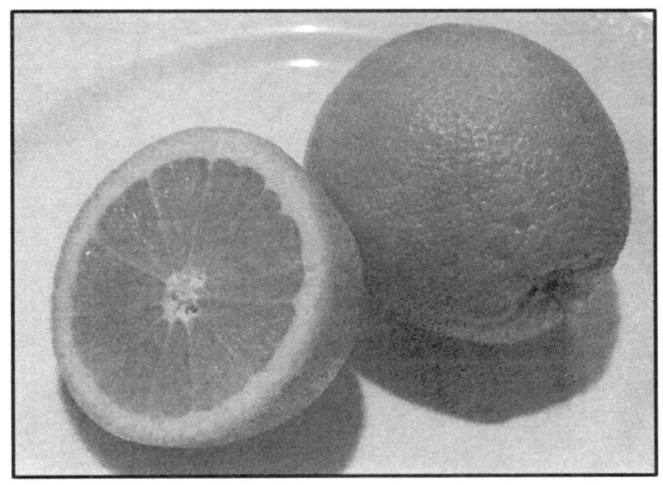

다음은 무엇의 그림자일까요? 한번 맞춰 보세요.

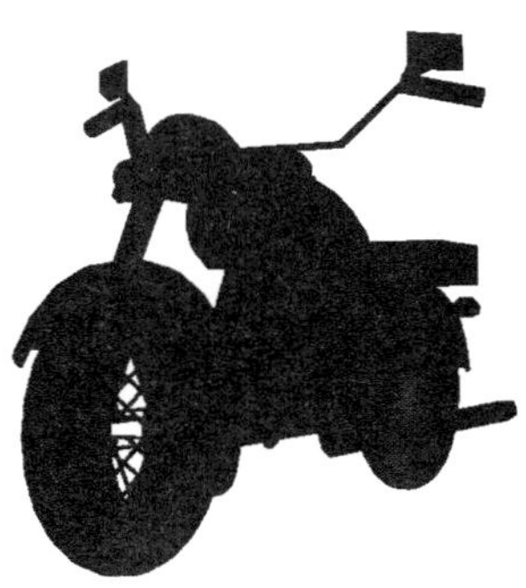

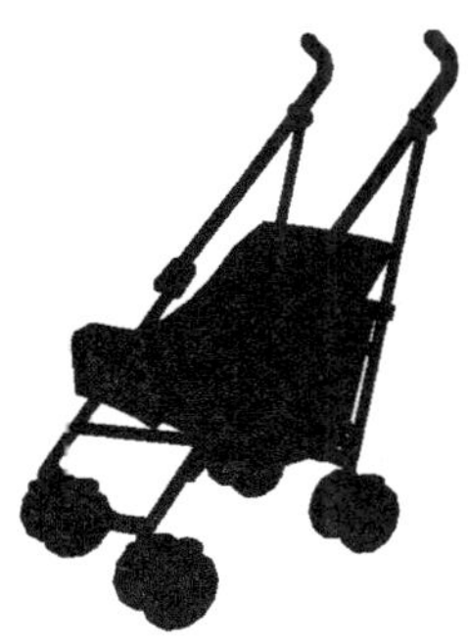

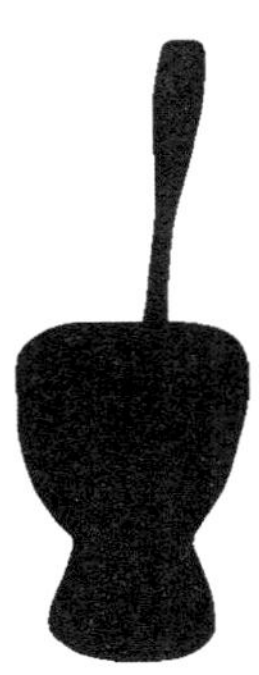

정답) 오토바이, 전기밥솥, 유모차, 절구통

입체도형이 그려져 있습니다. 입체적인 느낌이 잘 표현되도록 그림과 똑같이 그려보세요.

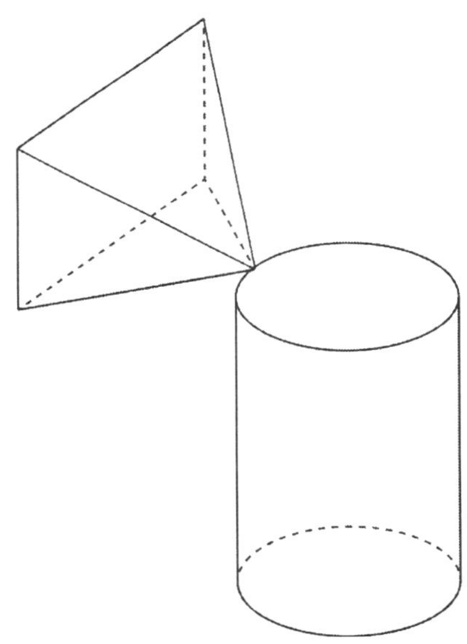

가나다 순서대로 눈으로 연결시켜보세요.

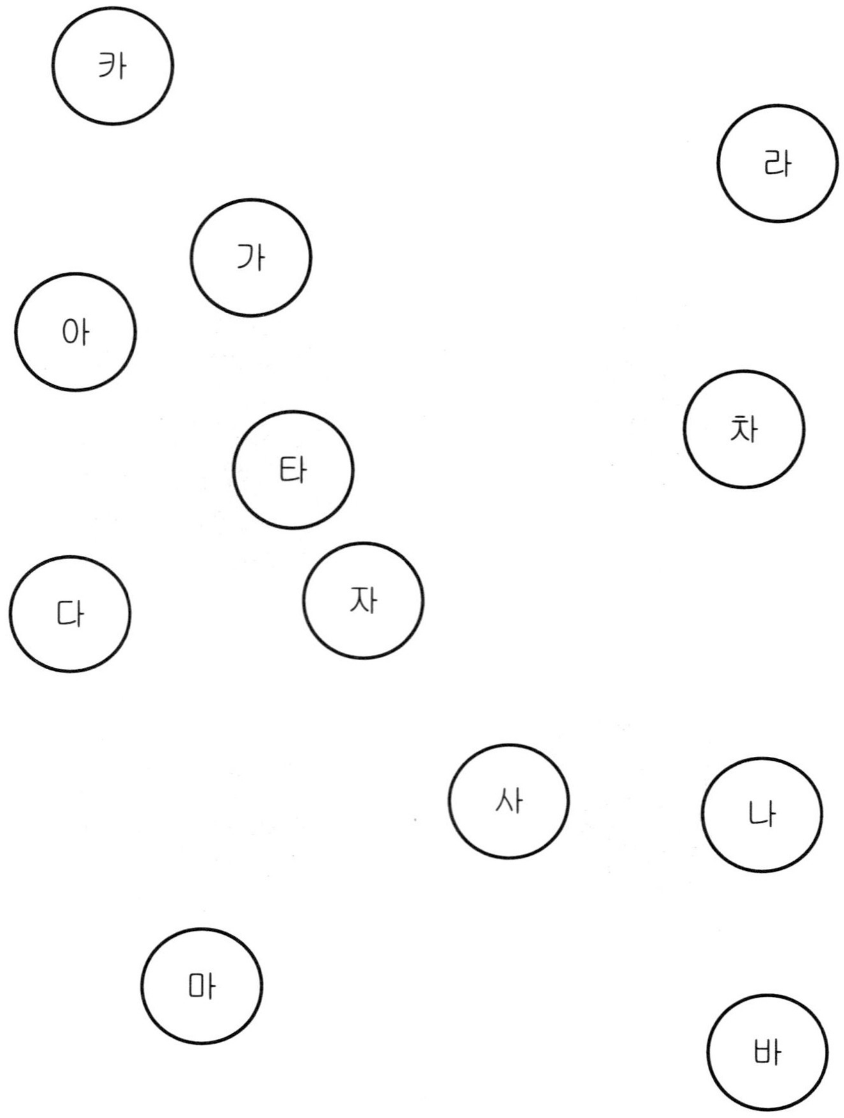

성냥개비를 가지고 아래의 모양과 똑같이 만들어 보세요.
성냥 머리의 방향도 같아야 합니다.

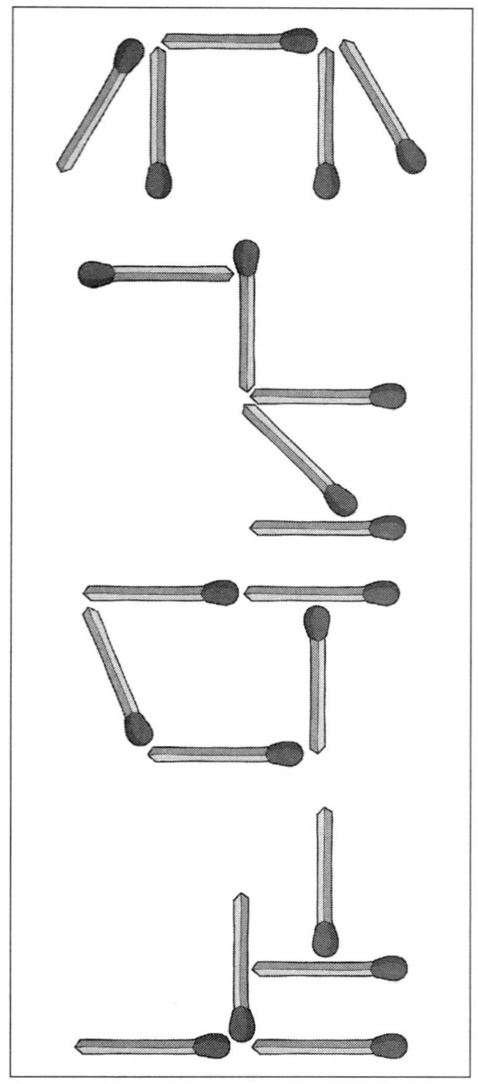

다음 입체 도형을 똑같은 부피가 되도록 네 등분 해 보세요.

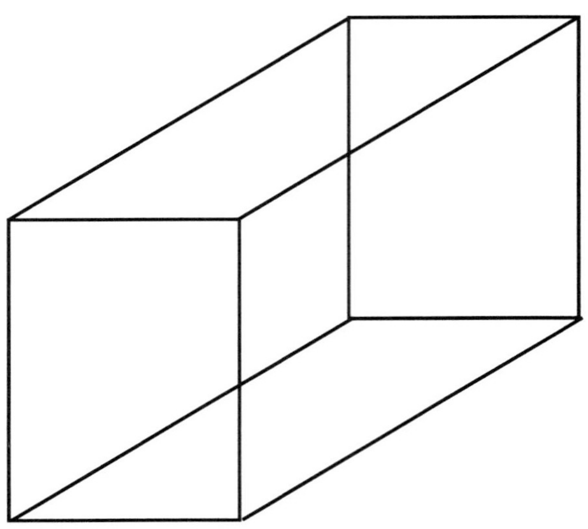

위 그림과 똑같이 아래 그림에 도형을 그려서 채워 넣어 보세요.

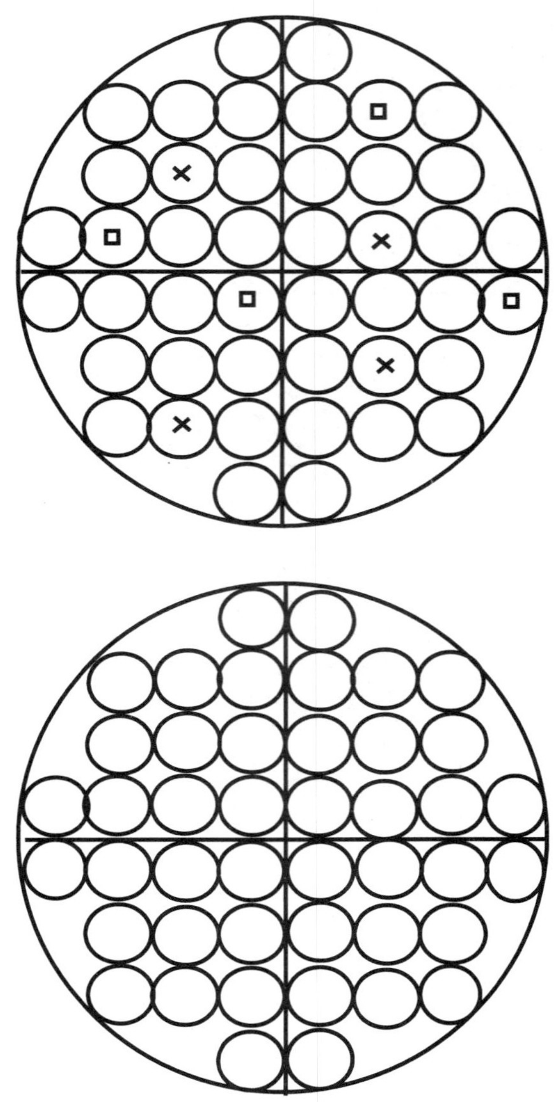

인지훈련 프로그램

_______년 _____월 _____일

다음 그림을 보고 어떤 속담을 표현한 것인지, 또 그 속담의 뜻은 무엇인지 말해보세요.

1.

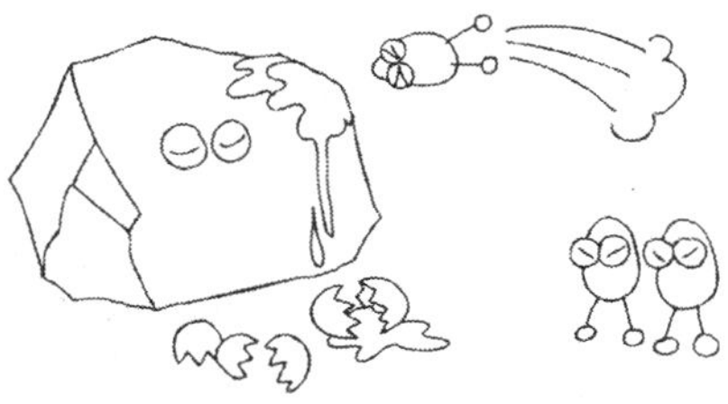

2.

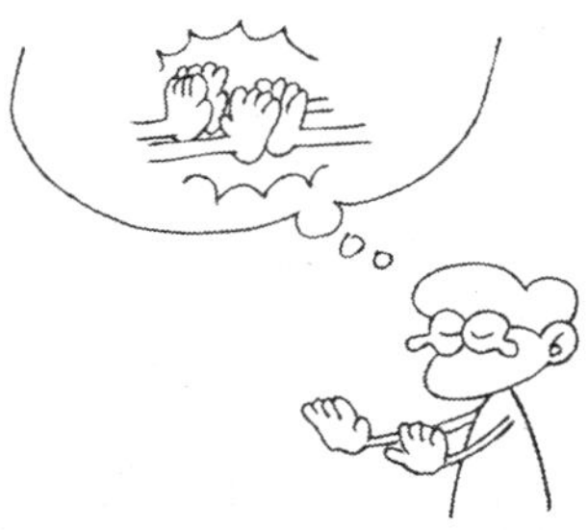

3.

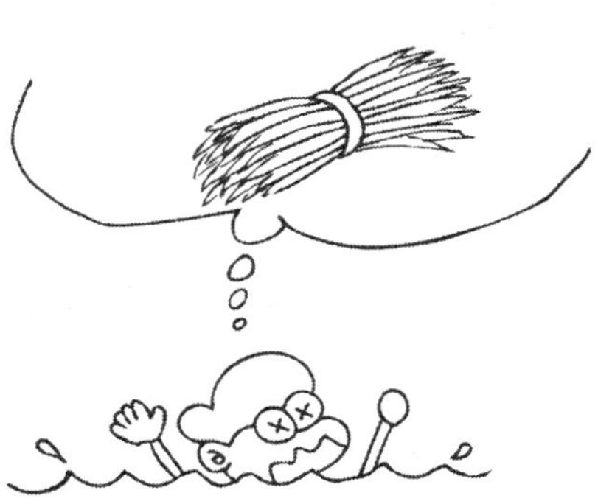

정답) 1. 달걀로 바위 치기 / 2. 손뼉도 마주쳐야 소리가 난다.
3. 물에 빠지면 지푸라기도 잡는다.

다음 그림들 중 하나의 특성이 다릅니다. 무엇인가요?
다른 그림들의 공통점은 무엇일까요?

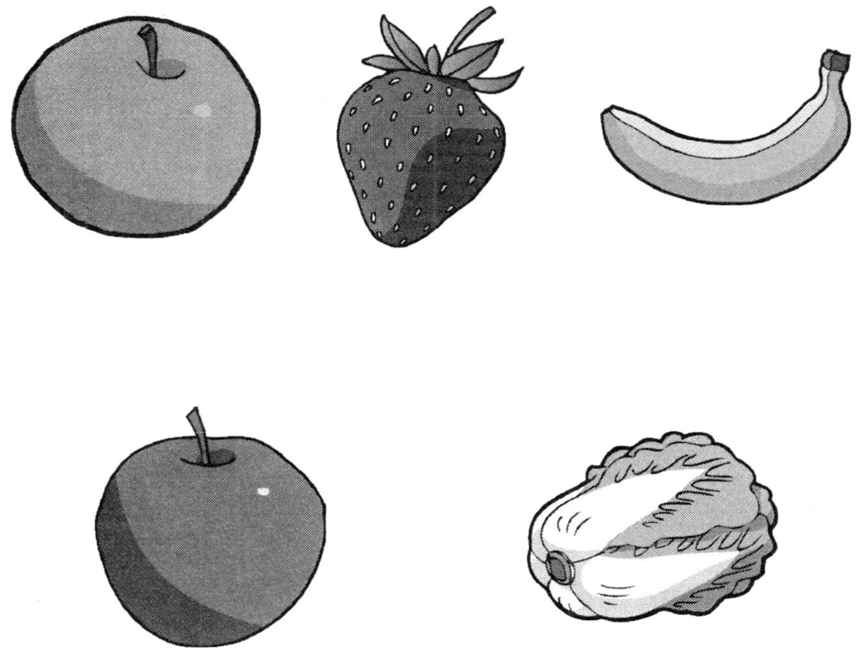

정답) 배추, 과일

다음 그림들 중 하나의 특성이 다릅니다. 어떤 것인지 이야기 해보시고 다른 그림들의 공통점은 무엇일까요?

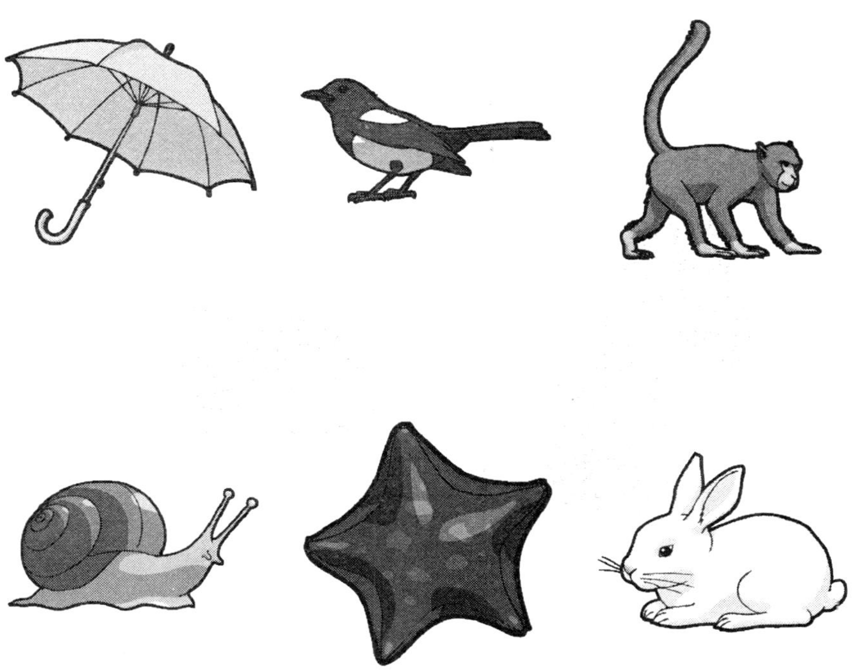

정답) 우산, 생명이 있다.

딸기가 반쪽만 그려져 있습니다. 선을 기점으로 대칭이 되도록 나머지 반쪽을 그려보세요.

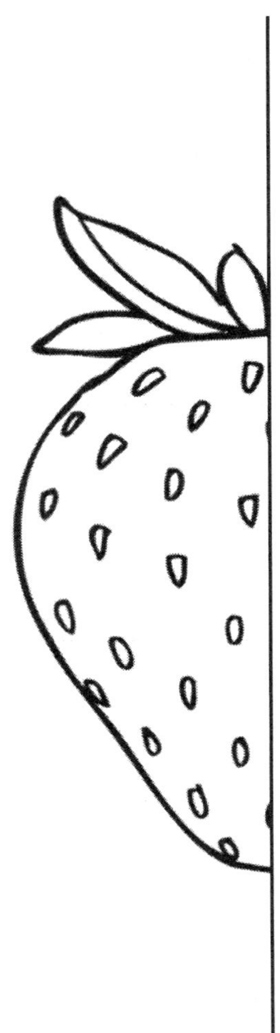

다음은 무엇의 그림자일까요? 한번 맞춰 보세요.

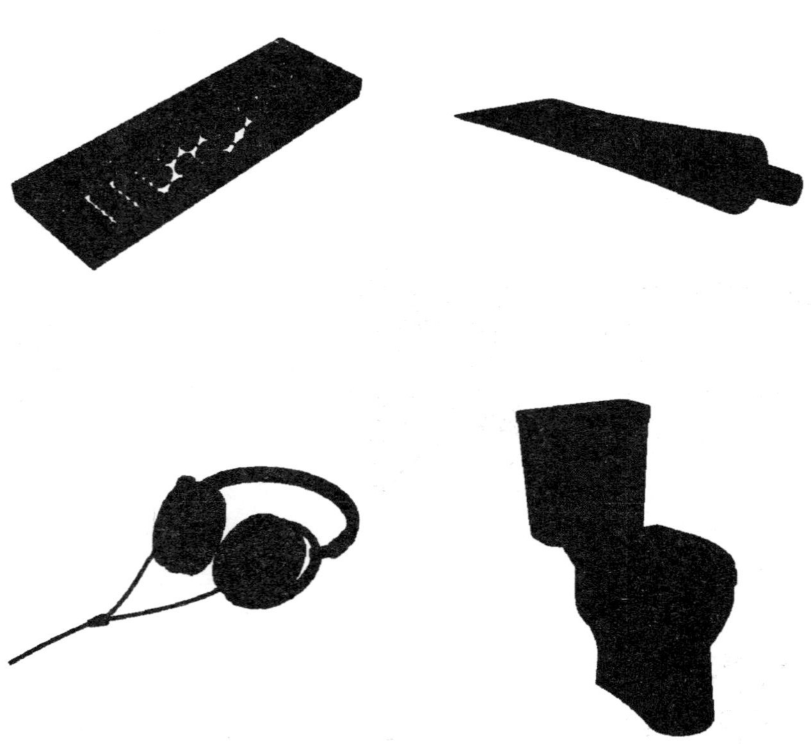

정답) 주판, 헤드폰, 치약 튜브, 양변기

다음 도형을 정확하게 세 등분 해 보세요.

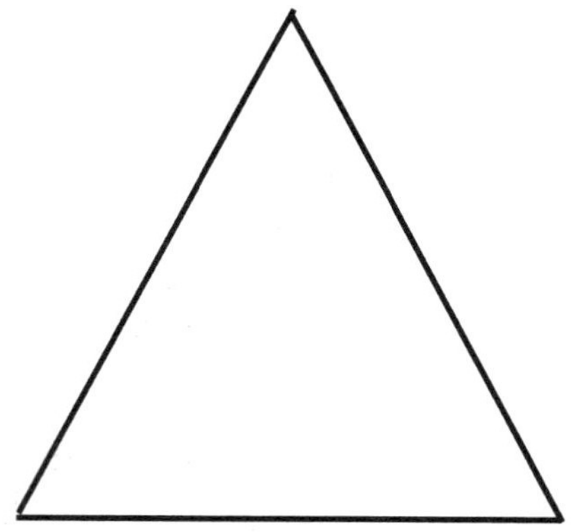

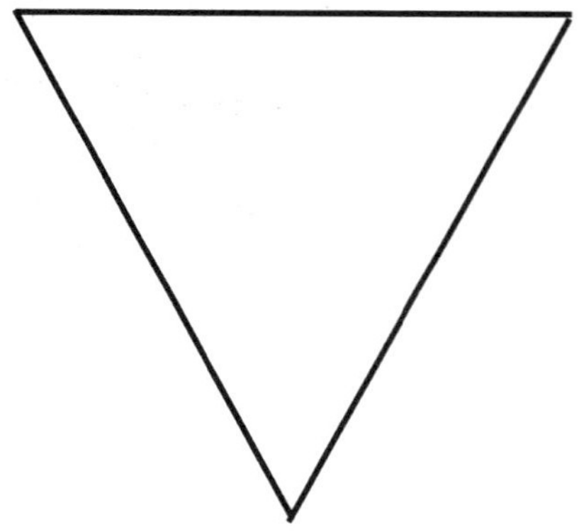

다음의 그림을 보면서 이름이 무엇인지 말해 보세요. 여러 번 그림 이름을 말해 본 뒤, 책을 덮고 어떤 그림이 있었는지 생각해 보세요. 총 12개의 그림이 있습니다. 3번 반복해 보세요.

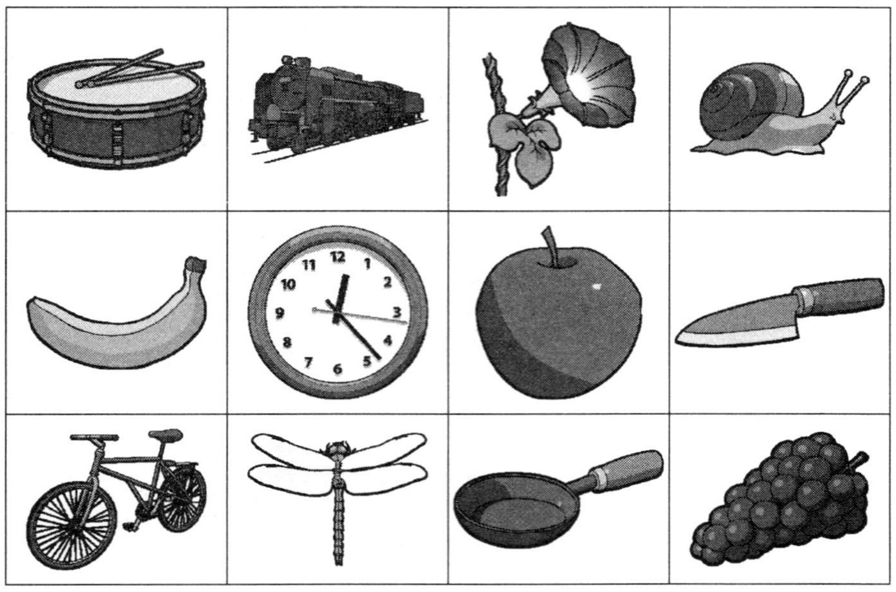

아래에 있는 것들 중에 위 그림에 있었던 것을 동그라미로 표시해 보세요.

바나나	고구마	나팔꽃	벚꽃	칼
쟁반	북	자명종	미역	달팽이
자전거	파인애플	기차	지렁이	보리
밀가루	벽시계	대추	사과	포크
잠자리	모기	후라이팬	마차	포도

정답) 북, 바나나, 자전거, 기차, 시계, 잠자리, 나팔꽃, 사과, 후라이팬, 달팽이, 칼, 포도

어휘력 향상 프로그램입니다. 기사의 제목으로 사용될 수 있는 문장들 입니다. 여러분의 상상력으로 기사의 제목을 채워보세요. 괄호 안에 똑같은 낱말이 들어갑니다.

1. 나른한 춘곤증 ( )으로 극복을
   ( )을 즐기는 노년층이 늘면서 관련 상품 매출이 급증하고 있다.
   좋은 음식을 챙겨 먹으며 규칙적인 ( )은 건강한 몸을 유지하기 위해 필요합니다.
   요즘엔 너무 바빠서 ( )을 제대로 못하지만, 시간이 날 때마다 집에서 엄마와 뛰어요

2. 야 ( )이다
   '우리 아빠 ( )했어요'
   학위 수여 받는 ( )생들
   ( )·입학생 다 모여라

3. ( )이 같은 눈 빛
   ( )이 세수를 하곤 서둘러 잠자리에 들지만
   지진 때는 ( )이가 이상한 행동을 보였다며 동물의 예지 능력이 화제가 되었다.
   남편이 저더러 ( )이도 강아지도 아닌 '곰'같은 스타일이라고 해요.
   개나 ( )이를 세척해 주는 전용세탁기가 일본에서 개발되었습니다.

정답) 1. 운동 / 2. 졸업 / 3. 고양

인지훈련 프로그램

_______년 _____월 _____일

은행잎이 반쪽만 그려져 있습니다. 선을 기점으로 대칭이 되도록 나머지 반쪽을 그려보세요.

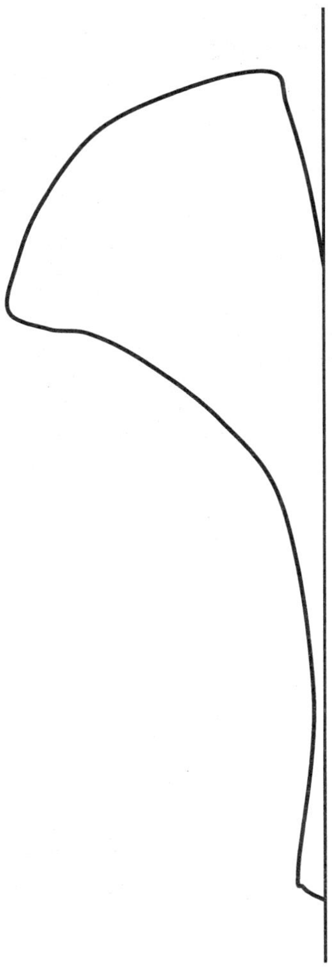

다음의 그림카드를 두 번 크게 소리 내어 읽어 보세요.

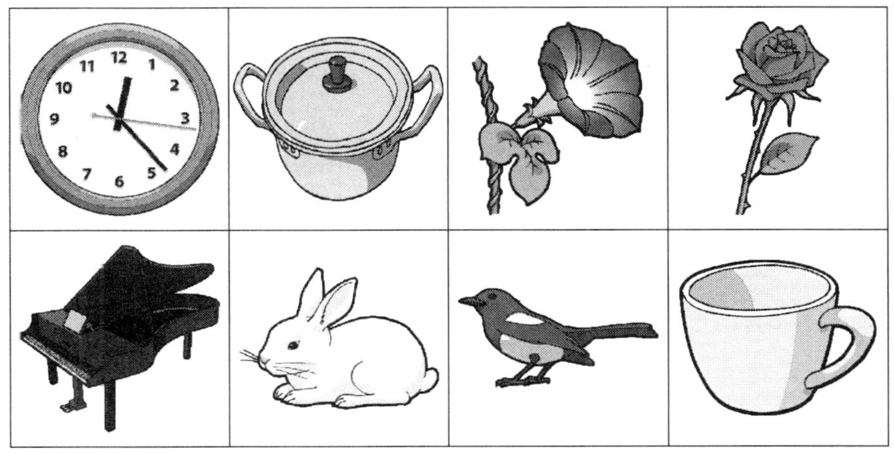

자, 이제 책을 덮고 어떤 그림들이 있었는지 소리내어 말해 볼까요? 총 8개 그림입니다.

정답) 시계, 냄비, 나팔꽃, 장미, 피아노, 토끼, 까치, 컵

다음 도형을 정확하게 네 등분 해 보세요.

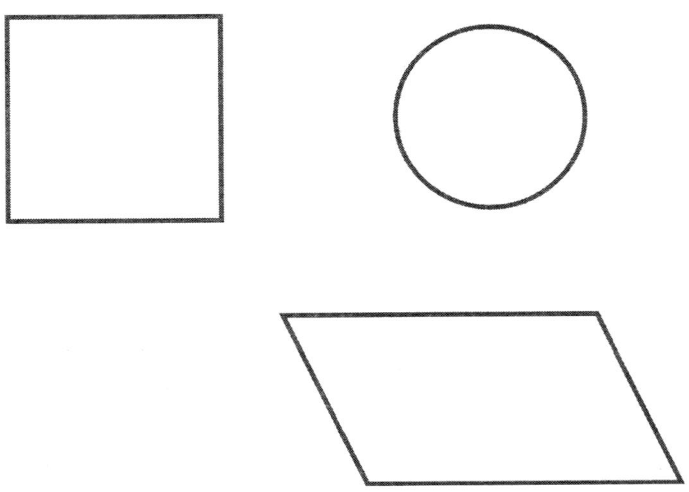

위 그림과 똑같이 아래 그림에 도형을 그려서 채워 넣어 보세요.

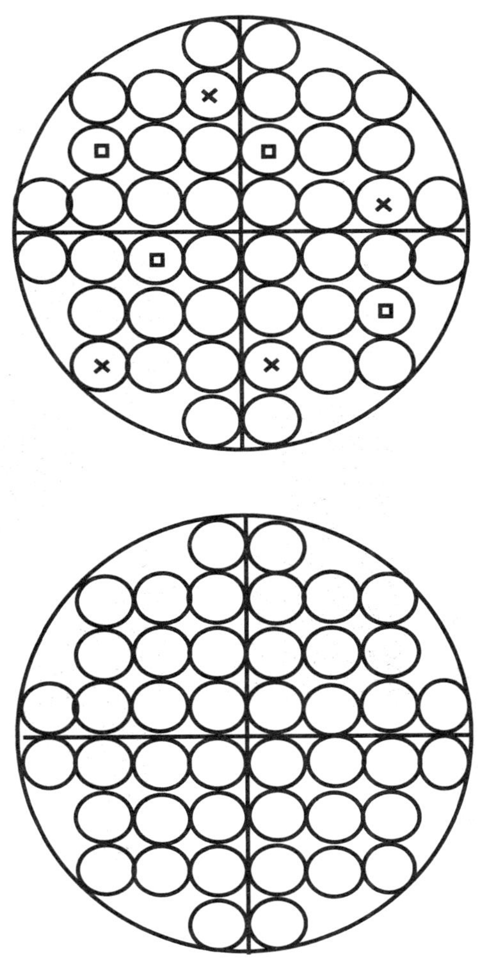

다음 단어로 끝말잇기를 하세요.

1. 건 전 지 → ___ 렁 ___ → ___ ___ 지 → ___ ___

2. 전 복 → ___ ___ → ___ ___ → ___ 도

3. 수 건 → ___ ___ → ___ 소 → ___ ___

4. 당 나 귀 → ___ ___ ___ → 움 ___ → ___ ___ ___

정답) 1. 지렁이, 이미지, 지도 2. 복습, 습기, 기도 3. 건물, 물소, 소문 4. 귀여움, 움막, 막걸리

다음은 무엇의 그림자일까요? 한번 맞춰 보세요.

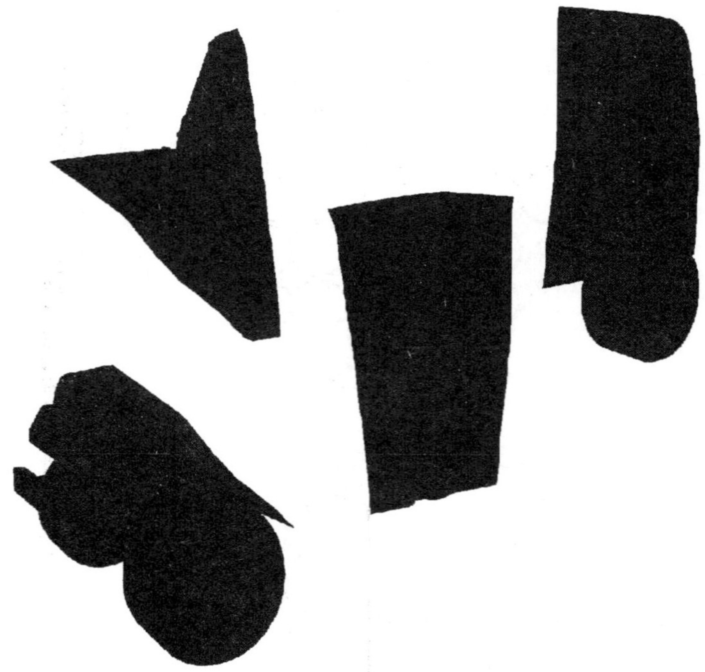

정답) 지프차

지도를 보고 아래의 지문대로 길을 찾아가 보세요.
(연필로 줄을 치면서 보세요)

사진기를 가지고 민속촌에 구경을 갑니다. 옛날에 사용하던 물건들을 사진에 담았습니다. 길 중간에는 경찰서도 있네요.

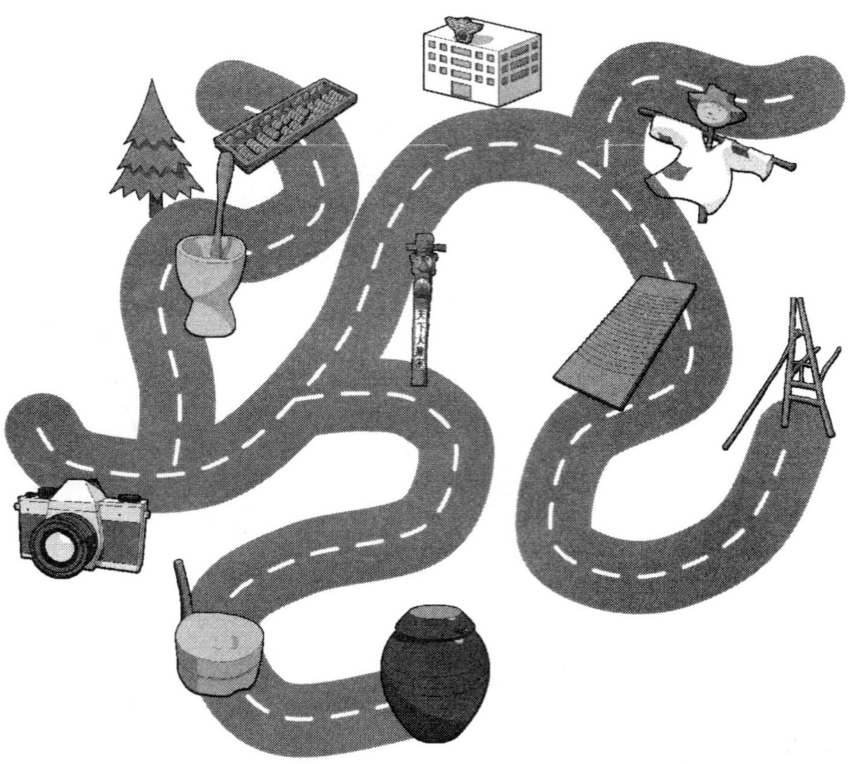

1. 장승이 있는 길로 가면 무엇을 볼 수 있나요?

2. 경찰서를 지나치면 어떤 물건들을 볼 수 있나요?

정답) 1. 맷돌, 장독 2. 허수아비, 빨래판, 지게

동그라미, 세모, 네모가 뒤죽박죽으로 섞여 있어요. 같은 모양끼리 모아 재배열하면 속담이 완성됩니다. 어떤 속담인지 맞춰보세요.

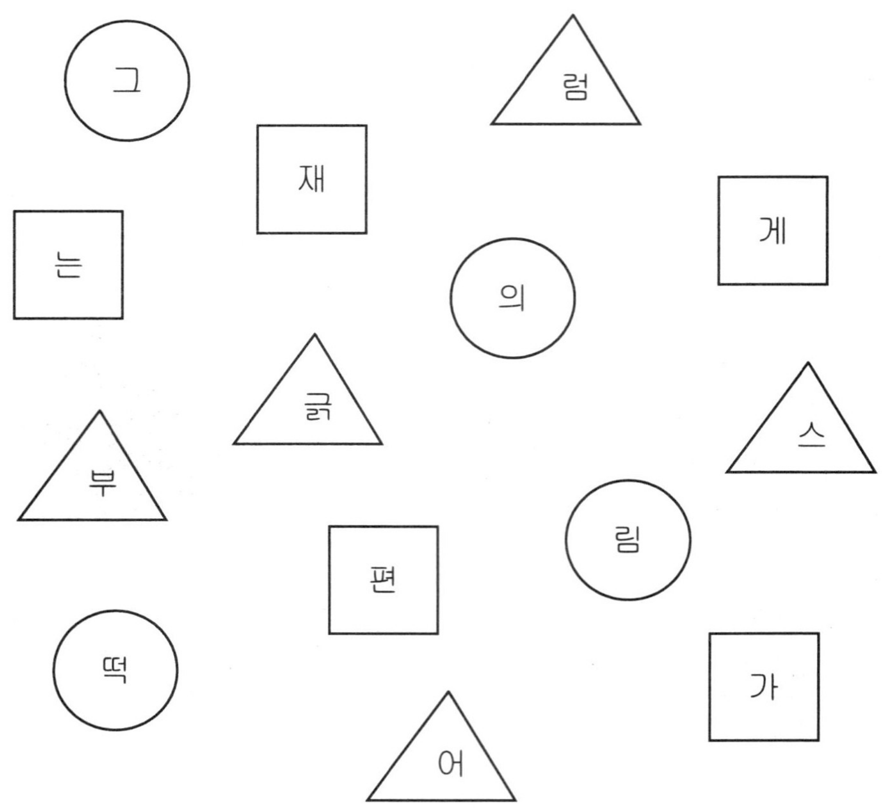

정답) 동그라미 : 그림의 떡 / 세모 : 긁어 부스럼 / 네모 : 가재는 게 편

인지훈련 프로그램

_______년 _____월 _____일

아래의 그림과 같이 반복되는 모양을 빈곳에다가 펜으로 똑같이 그려보세요.

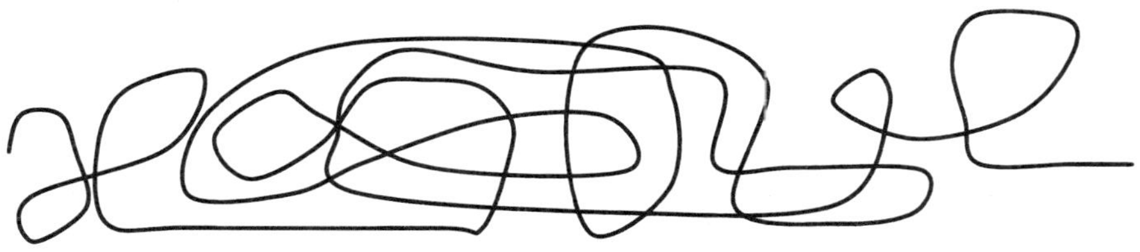

다음 입체 도형을 똑같은 부피가 되도록 네 등분 해 보세요.

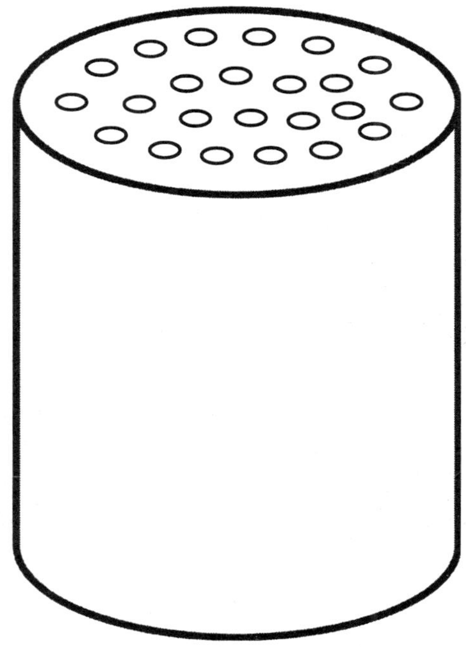

다음은 무엇의 그림자일까요? 한번 맞춰 보세요.

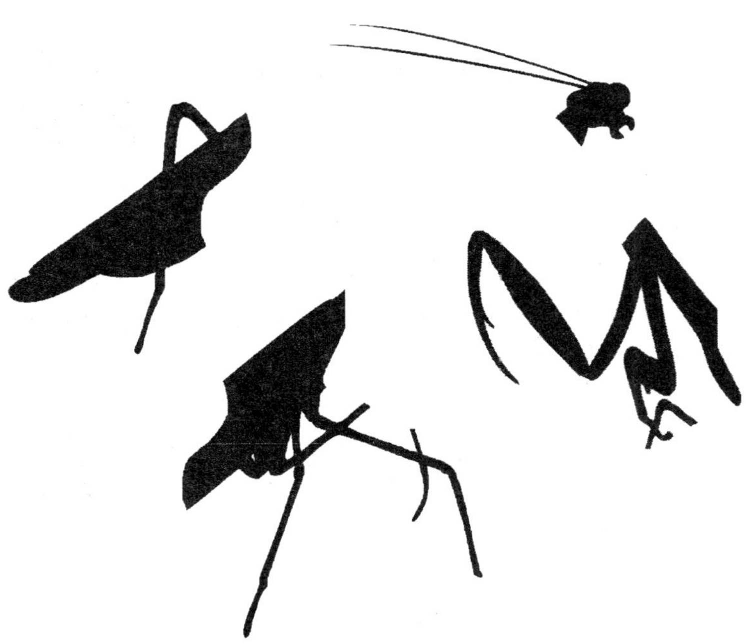

정답) 사마귀

아래는 각종 게임의 종류와 선수의 수 그리고 게임 방식을 정리하였습니다.

1. 2회전을 치르는 게임의 한쪽 편 선수를 모두 더한 후 농구와 배구의 한쪽 선수를 더한 것을 빼면 얼마인가요?

2. 야구선수, 축구선수, 아이스하키의 한쪽 편 선수를 모두 더한 후 핸드볼의 한쪽 선수를 빼면 얼마인가요?

야구 선수 9명 9회
농구 5명 2회전
배구 9명 5세트
축구 11명 2회전
핸드볼 7명 2회전
미식축구 11명 4쿼트
하키 11명 2회전
아이스하키 6명 3회전

정답) 1. 20 / 2. 19

직장을 옮기게 되어 이사를 하려합니다. 대연동에 총 1억에 가까운 금액에 맞는 집을 사려합니다. 맞는 집을 찾아보세요.

주택월세 남천동 하이타운 근처 2층독채(25) 방3 도시가스 777-7789 5000/20	**맨션|급매** 14평 (17평 구조) 방 2 *개별난방 평수대비 잘빠진 집 은 1500안고 3500 017-031-4970 대연동 주유소 입구	**신축빌라** 1. 대연 3동 21평형 방3, 화장실 2, 거실 매매 1억8000만 2. 대연 3동 26평형 방3, 화장실 2, 거실 매매 2억 051-037-5719
빌라특별가 대연초등위 22평, 방2 베란다 융자 5천안고 6500바로입주 분양가보다 2천 싸게 [019-002-3488]	**단독주택급매** 154.1㎡ (47평형) 방3.욕실1.완전큰거실 주차장100%.완전새집(올수리) 2억4300(가격절충가능) 017-099-2366 !!대연전철역 인근!!	**아파트전세** 용호동 문화회관 옆 문화아파트 3층, 27평 전세 1억 5천만원 용호부동산 010-061-7041 333-0012
빌라급매 42평 방4*욕실2*양베란다 남향. 위치최고. 투자가치 은 1억 안고 1억2천 입주 011-002-2878 감만동 어시장 입구	**다세대주택 매매** 20평, 엘리베이터 설치 방2*거실*욕실 조용한 곳, 시내버스 3분 거리 융자 8천 안고, 9천 017-106-1139 용호동 버스종점 부근	**빌라매매** 대연4동 남향 방3, 도시가스 9500만원 601-7504 019-002-3147

정답) 세번째줄 세번째

메뉴판 입니다. 위의 메뉴판과 비교하여 내용이 다른 부분을 아래 메뉴판에 동그라미로 표시해 보세요. 잘못 띄워진 부분도 찾아내어 보세요. (4군데)

생생 햄버거			
빵	1,000원	양배추	2,000원
치즈	1,500원	감자	2,800원
불고기 매운맛	2,500원	양파	2,000원
불고기 순한맛	2,500원	토마토	2,500원
새우	3,000원	콜라	650원
샐러드	600원	우유	1,000원

생생 햄버거			
빵	1,000원	양배추	2000원
치즈	2,500원	피망	2,800원
불고기 매운맛	2,500원	양파	2,000원
불고기 순한 맛	2,500원	토마토	2,500원
새우	3,000원	콜라	650
샐러드	600원	우유	1,000원

정답) 치즈 2,500원, 불고기 순한 맛, 피망, 650

다음 단어로 끝말잇기를 하세요.

1. 바 지 → ___ ___ → ___ ___
   → ___ 시 ___

2. 공 작 새 → ___ ___ → ___ ___ → ___ 결

3. 태 양 → ___ ___ ___ → ___ 억
   → ___ ___ 장 ___

4. 안 경 → ___ ___ → ___ ___ → ___ 사

정답) 1. 지각, 각도, 도시락 / 2. 새우, 우정, 정결 / 3. 양배추, 추억, 억만장자
4. 경치, 치약, 약사

가로, 세로 힌트를 잘 보고 낱말퍼즐을 완성해 보세요.

1.		■	2.		
	■	■		■	■
3.	4.	■	5.		
■	6.			■	■
■		■	7.		
8.		■		■	■

가로> 1. 각종 경기에서 반칙 · 승패 등을 판정하는 사람
2. 칠월칠석, 까마귀와 까치가 은하수에 놓는 다리
3. 엄마의 자매를 가리키는 호칭
5. 사진촬영을 위한 기기
6. 나무의 나이를 알 수 있는 부분
7. 삼국시대 백제, 신라와 함께 고대국가 중 하나
8. 국물을 뜰 때 필요한 도구

세로> 1. 심봉사의 딸. 심청전의 여자주인공
2. 지붕을 접었다 폈다 할 수 있는 자동차
4. 레오나르도 다빈치의 작품. 정숙한 여인의 신비스러운 미소로 유명
5. 같은 특성을 지닌 부류나 범위

정답) 가로> 1. 심판 / 2. 오작교 / 3. 이모 / 5. 카메라 / 6. 나이테 / 7. 고구려 / 8. 국자
세로> 1. 심청이 / 2. 오픈카 / 4. 모나리자 / 5. 카테고리

인지훈련 프로그램

_______년 _____월 _____일

다음 단어로 끝말잇기를 하세요.

1. 복 숭 아 → ___ ___ → ___ ___ → ___ 공
2. 염 소 → ___ ___ → ___ 악 → ___ ___
3. 고 구 마 → ___ ___ → ___ ___ → ___ 고
4. 국 자 → ___ ___ ___ → ___ ___ → ___ 심

정답) 1. 아침, 침착, 착공 2.소음, 음악, 악보 3. 마술, 술수, 수고 4. 자신감, 감동, 동심

물고기모양의 미로가 있네요. 출발점에서 시작하여 도착점까지 미로를 잘 통과해 보세요.

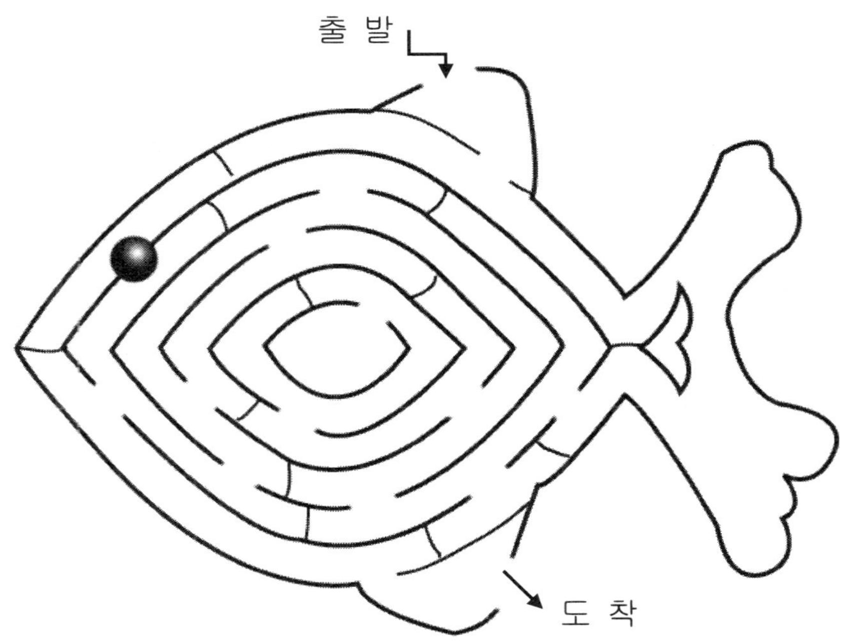

일상에서 볼 수 있는 사물입니다. 하지만 잘 보면 이상한 곳(빠진 곳)이 있습니다. 찾아보세요.

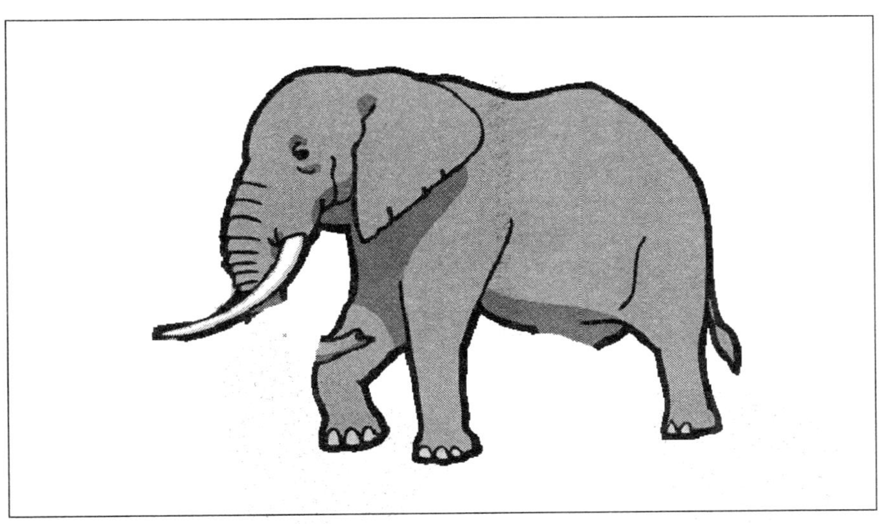

정답) 코끼리: 코, 오른쪽 뒷발, 상아

다음 입체 도형을 똑같은 부피가 되도록 네 등분 해 보세요.

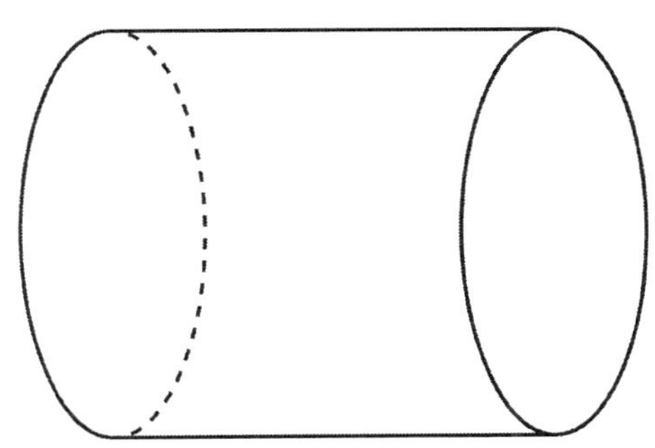

다음은 무엇의 그림자일까요? 한번 맞춰 보세요.

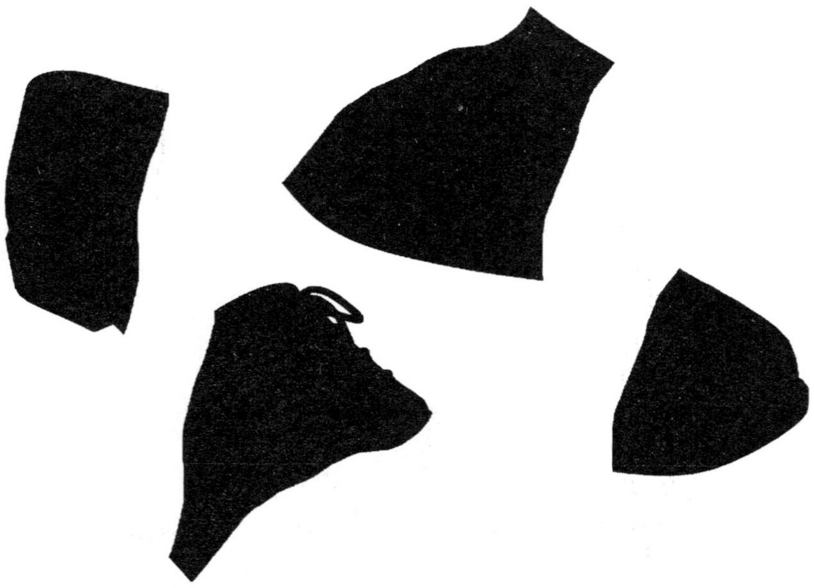

정답) 구두

입체도형이 그려져 있습니다. 입체적인 느낌이 잘 표현되도록 그림과 똑같이 그려보세요.

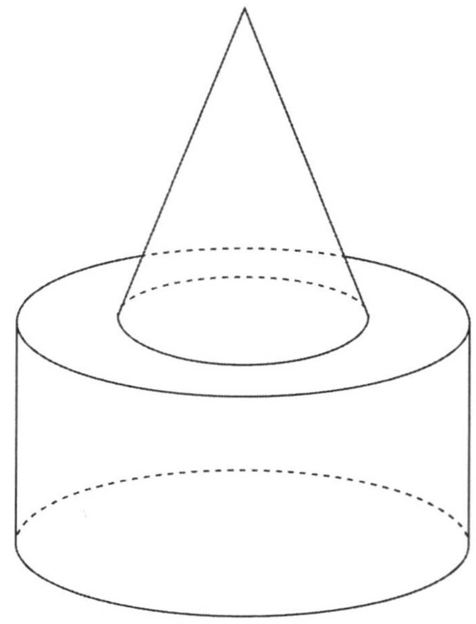

다음은 발음하기 어려운 단어들입니다.
각 단어를 10회 연속하여 빠르고 정확하게 발음해보세요.

1. 잡곡밥

2. 국세청연말정산

3. 경찰청창살

4. 상담담당선생님

5. 참치꽁치찜

비타민은 신체의 건강을 지켜 주는 아주 중요한 물질입니다. 과일별로 알아보면 다음과 같습니다. 평소 과일을 적절히 섭취하여 건강한 삶을 유지하도록 노력해야 하겠습니다. 특히 비타민 C의 하루 권장양은 100mg입니다. 아래는 100g에 들어 있는 비타민 C의 함량입니다.
(단위 mg)

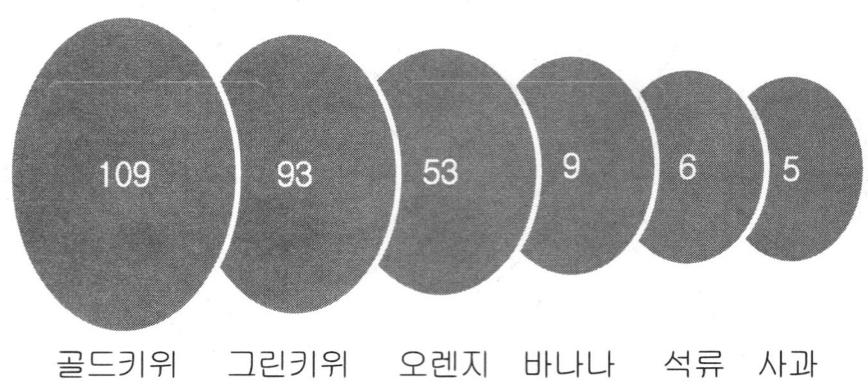

1. 사과 100g, 바나나 300g, 오렌지 100g, 그린키위 100g을 섭취하면, 총 비타민 C의 함량은 얼마인가요?

2. 골드키위 300g, 석류 200g, 바나나 200g을 섭취하면, 총 비타민 C의 함량은 얼마인가요?

정답) 1. 178mg / 2. 357mg

인지훈련 프로그램

_______년_____월_____일

여러 가지 그림이 겹쳐져 있습니다. 어떤 그림들이 겹쳐져 있는 것일까요?

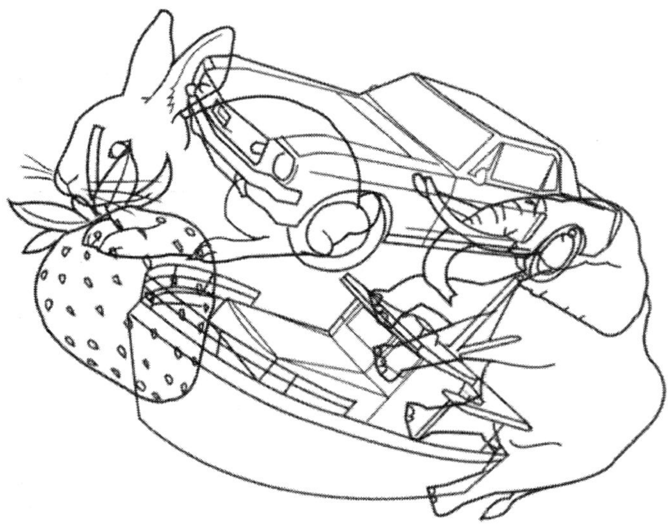

정답) 딸기, 토끼, 자동차, 코끼리, 배

병아리가 알에서 나오고 있습니다. 연필로 줄을 그어 미로찾기를 해봅시다. 옆줄에 선이 닿지 않도록 조심하면서!

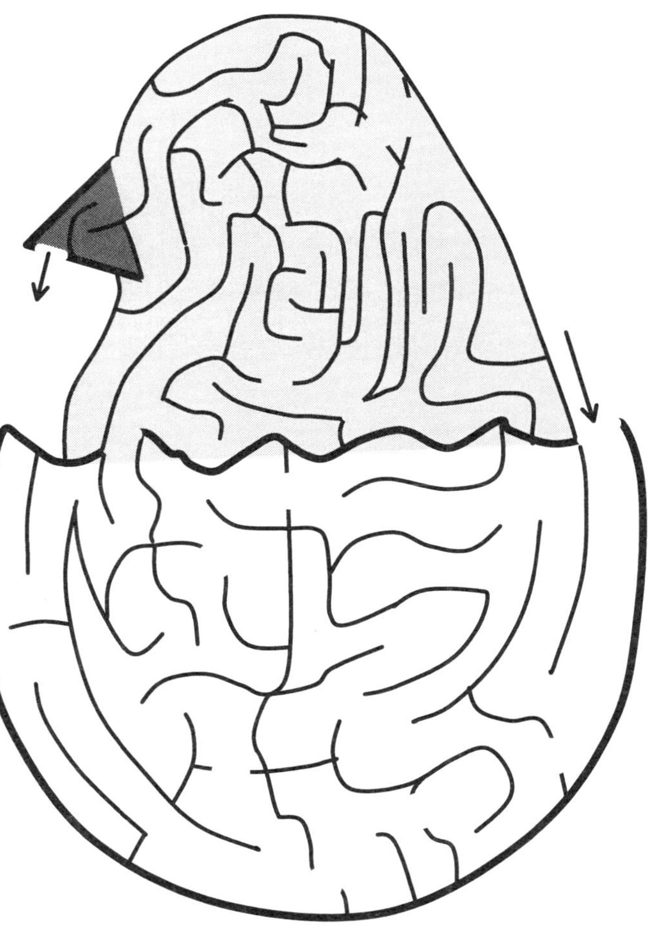

그려져 있습니다. 선을 기점으로 나머지 반을 그려보세요.

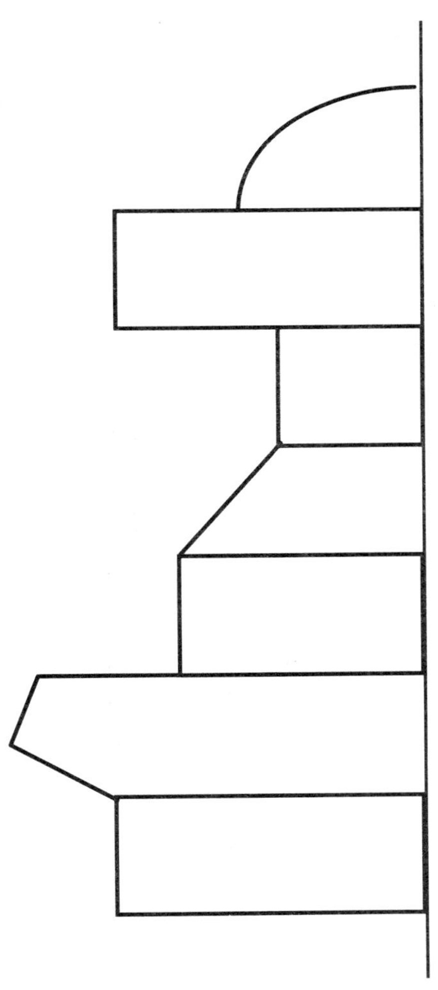

다음 글은 일기예보의 일부입니다. 주의 깊게 잘 읽어 보세요.

> 개나리와 진달래에 이어 벚꽃도 예년보다 빨리 필 것으로 예측됐습니다. 벚꽃은 이달 21일쯤 제주도 서귀포에서부터 피기 시작 하겠는데, 따뜻한 봄바람을 타고 올라와 부산에선 오는 25일쯤, 광주와 대구에서도 28일쯤 벚꽃을 볼 수 있겠습니다. 다음 달 초부터 중부지방까지 북상해, 서울과 강릉은 다음달 6일쯤 벚꽃이 피겠습니다. 벚꽃 축제가 열리는 경남 진해와 하동은 오는 26일쯤, 서울 여의도는 다음달 5일에 절정을 이를 것으로 예상됩니다. 벚꽃은 피기 시작한 뒤 일주일쯤 뒤엔 절정을 이루기 때문에, 서울에서는 다음 달 중순쯤에 활짝 피겠습니다.

개나리와 (　　)에 이어 벚꽃도 예년보다 빨리 필 것으로 예측됐습니다. 벚꽃은 이달 21일쯤 제주도 (　　　)에서부터 피기 시작 하겠는데, 따뜻한 봄바람을 타고 올라와 (　　)에선 오는 25일쯤, 광주와 (　　)에서도 28일쯤 벚꽃을 볼 수 있겠습니다. 다음 달 초부터 중부지방까지 북상해, 서울과 강릉은 다음달 6일쯤 벚꽃이 피겠습니다. 벚꽃 축제가 열리는 경남 (　　)와 하동은 오는 26일쯤, 서울 (　　)는 다음달 5일에 절정을 이를 것으로 예상됩니다. 벚꽃은 피기 시작한 뒤 (　　)쯤 뒤엔 절정을 이루기 때문에, 서울에서는 다음 달 중순쯤에 활짝 피겠습니다.

정답) 진달래, 서귀포, 부산, 대구, 진해, 여의도, 일주일

다음 탁자의 크기가 같도록 네 등분 해 보세요.

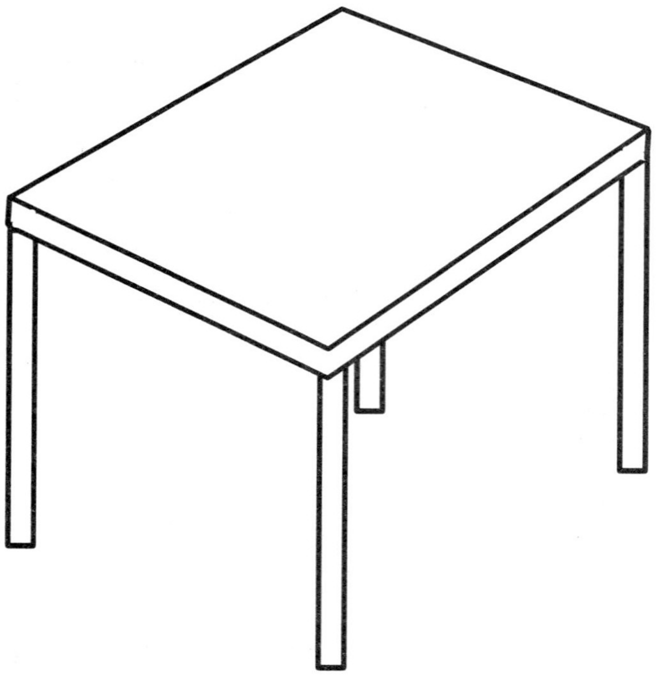

위 그림과 똑같이 아래 그림에 도형을 그려서 채워 넣어 보세요.

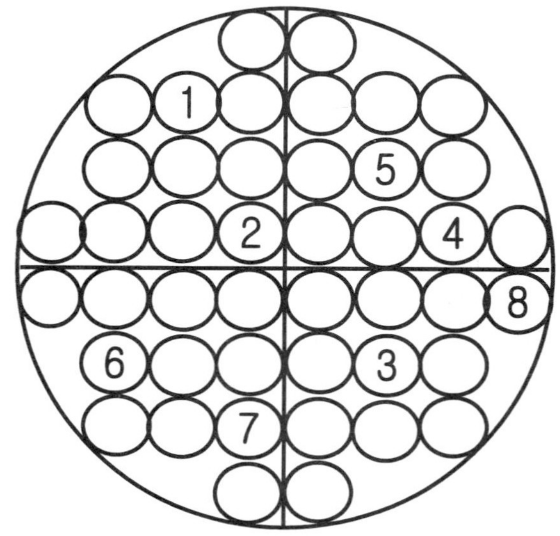

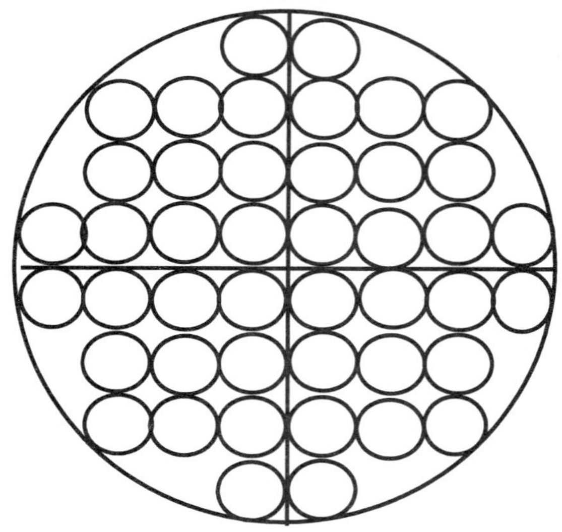

다음 사진을 보고 이야기를 해보세요.

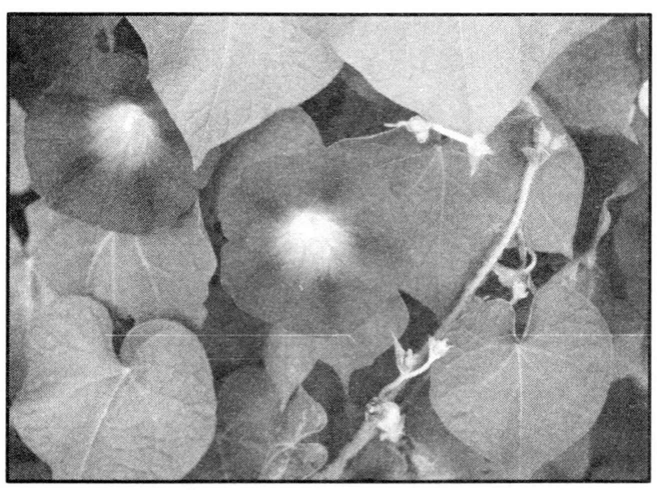

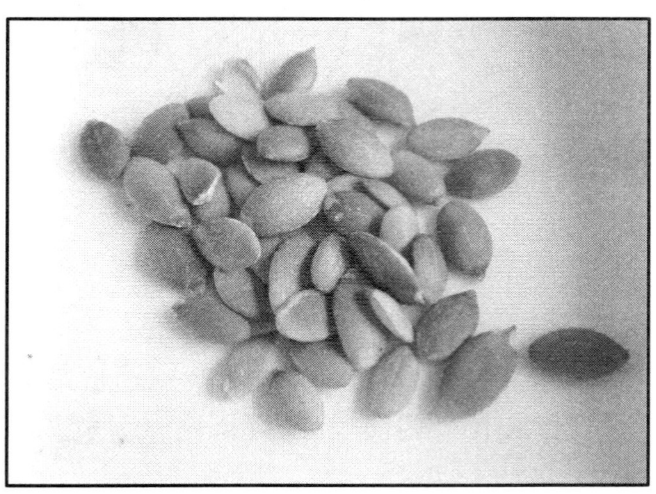

어휘력 향상 프로그램입니다. 기사의 제목으로 사용될 수 있는 문장들 입니다. 여러분의 상상력으로 기사의 제목을 채워보세요. 괄호 안에 똑같은 낱말이 들어갑니다.

1. (　　)거품에 불이 붙는다고?
   항아리, 그리스 조각상…이걸 다 (　　)로 만들었다고?
   먹지마세요! (　　)예요
   신나는 (　　)방울놀이
   (　　)칠할 땐 수도꼭지 잠그자.

2. 껍질 째 먹는 (　　)
   (　　)·배 가격 오름세… 공급 확 늘린다
   (　　)·명태 등 설 성수품, 평소보다 최대 5배 공급
   안동(　　), 지리적 표시 단체표장 등록
   빨간 (　　)가 맛있게 열렸다.

3. 정치공세에 말 (　　) 열어…선전포고?
   중국집 마지막 (　　) 열던 날
   "대낮 (　　) 따다 적발, 특수절도 아니다"
   높아가는 취업 (　　)
   서울 북촌 박물관…줄줄이 (　　) 닫는다.

정답) 1. 비누 / 2. 사과 / 3. 문

인지훈련 프로그램

_______년 _____월 _____일

다음은 발음하기 어려운 문장들입니다.
각 문장들을 5회 연속하여 빠르고 정확하게 발음해보세요.

1. 내가 그린 기린 그림은 긴 기린 그림이고 니가 그린 기린 그림은 안 긴 기린 그림이다

2. 저기 가는 저 상장사가 새 상 상장사냐 헌 상 상장사냐.

3. 멍멍이네 꿀꿀이는 멍멍해도 꿀꿀하고, 꿀꿀이네 멍겅이는 꿀꿀해도 멍멍하네

4. 저기 있는 말뚝이 말 맬 말뚝이냐, 말 못 맬 말뚝이냐.

네 가지 그림이 겹쳐져 있네요. 어떤 그림들이 겹쳐져 있는 것일까요?

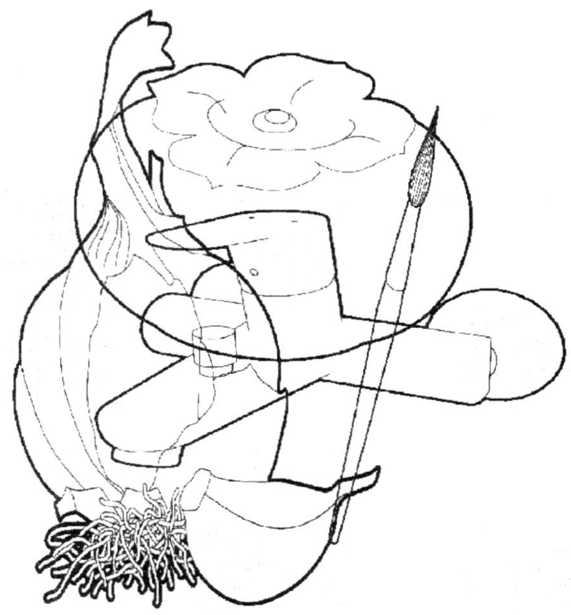

정답) 마늘, 수도꼭지, 붓, 감

다음 탁자의 크기가 같도록 네 등분 해 보세요.

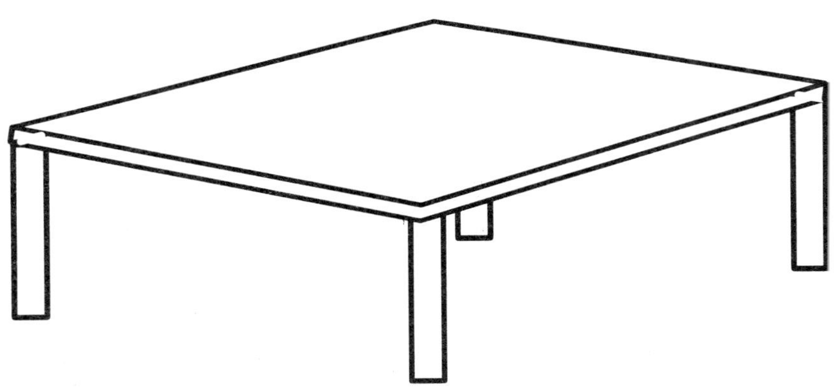

그림을 잘 보고 이야기가 되도록 순서대로 나열해 보세요.

1.

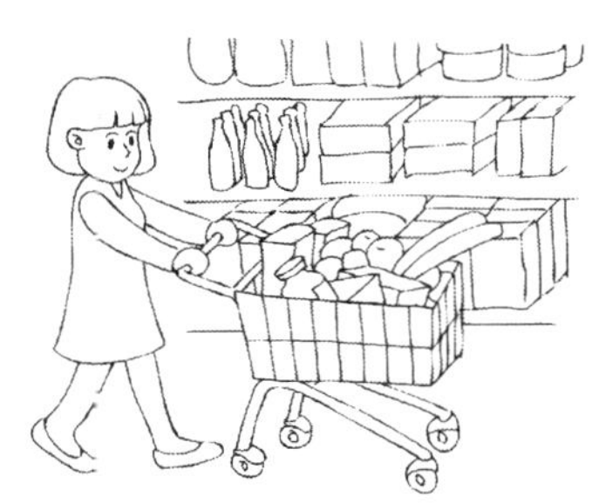

2.

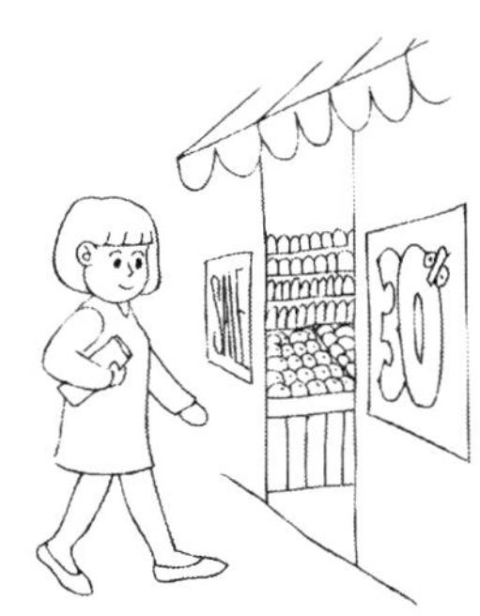

3.

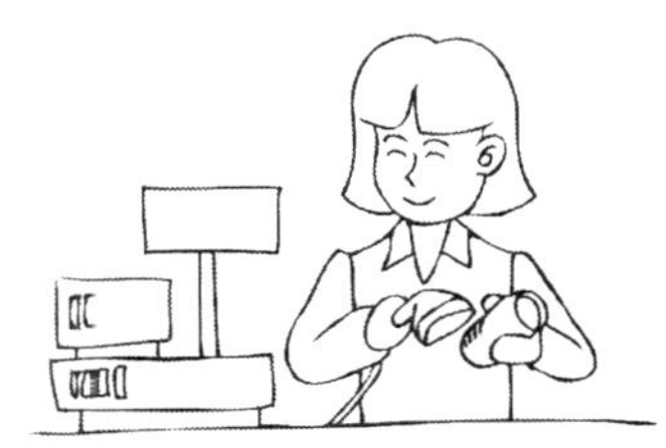

4.

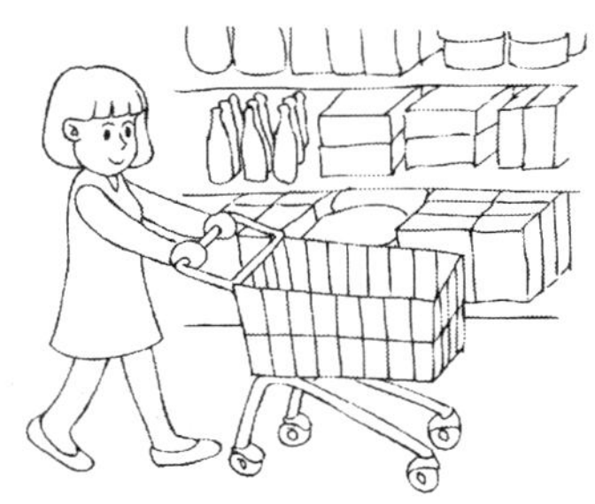

5.

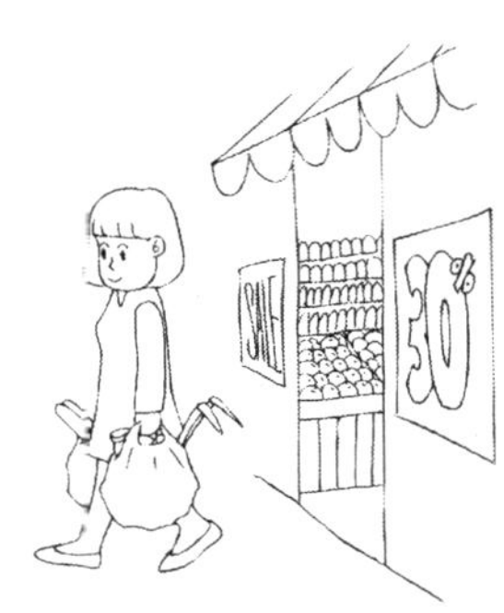

정답) 2-4-1-3-5

아래 그림들 중에서 공통점이 적은 것을 이야기해 보세요.
왜 그런지 이유도 말해보세요.

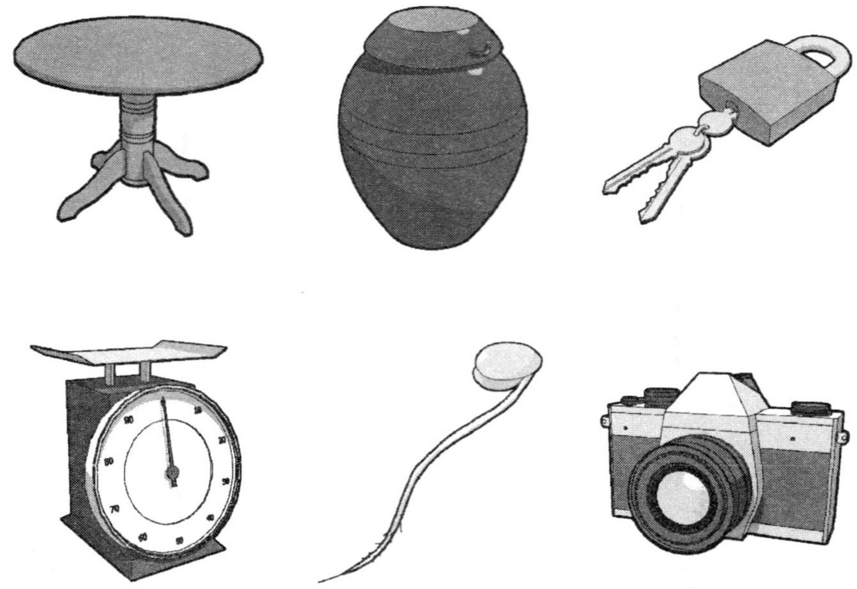

정답) 콩나물 // 사람이 만든 공산품

위쪽 그림을 아래 빈 공간에 똑같이 그려 보세요.
최대한 비슷하게 그릴 수 있도록 노력해 보세요.

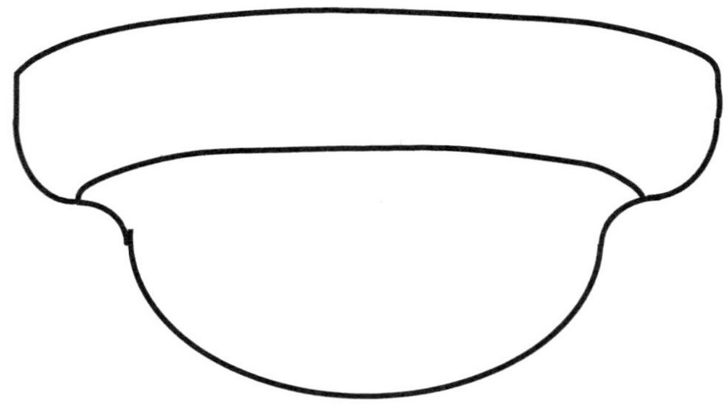

ABC 순서대로 눈으로 연결시켜보세요.

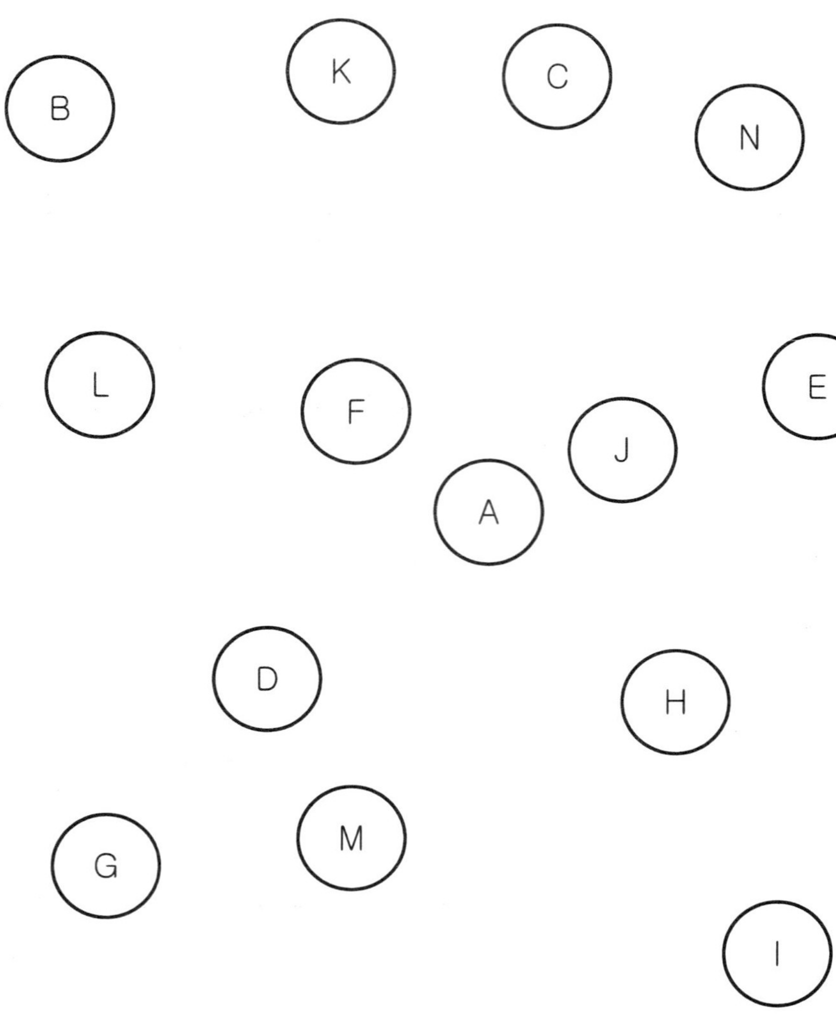

가로, 세로 힌트를 잘 보고 낱말퍼즐을 완성해 보세요.

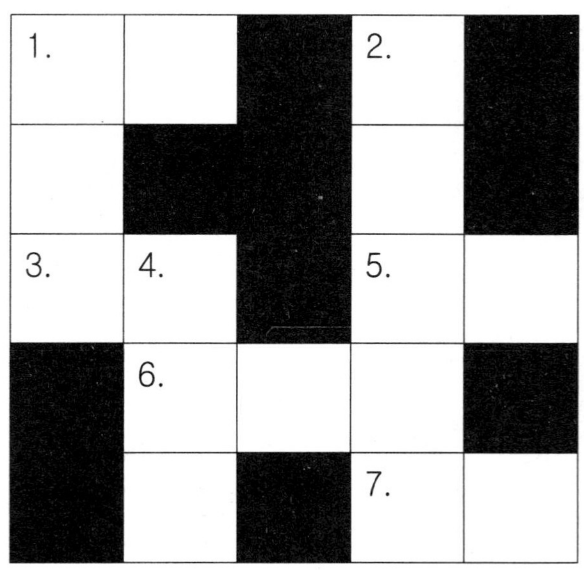

가로> 1. 돈 중에 동그라면서 금속으로 된 화폐
3. 미움의 대상
5. 바다에서 나오는 하얀 조미료
6. 차를 깨끗이 하는 곳
7. 콩으로 만든 음식으로 흰색으로 사각의 모양

세로> 1. 동물을 구경할 수 있는 곳
2. 버스나 택시가 서는 곳
4. 그릇을 씻을 때 사용하는 주방용품

정답) 가로> 1.동전 / 3. 원수 / 5. 소금 / 6. 세차장 / 7. 두부
세로> 1. 동물원 / 2. 정류소 / 4. 수세미

인지훈련 프로그램

______년 _____월 _____일

다음 겹쳐진 글자가 있습니다. 서로 맞는 글자에 줄을 그어보세요.

포도 •	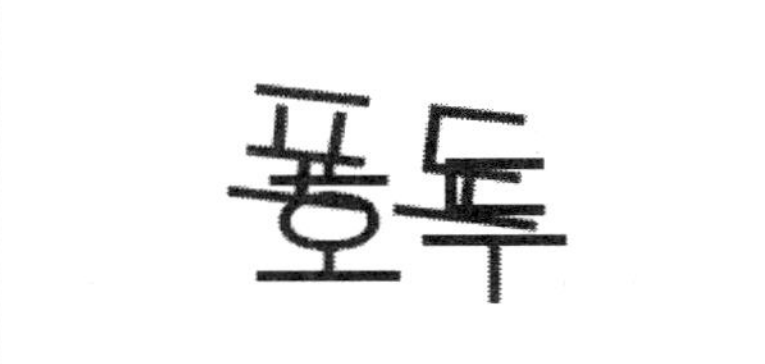	• 도끼
호두 •	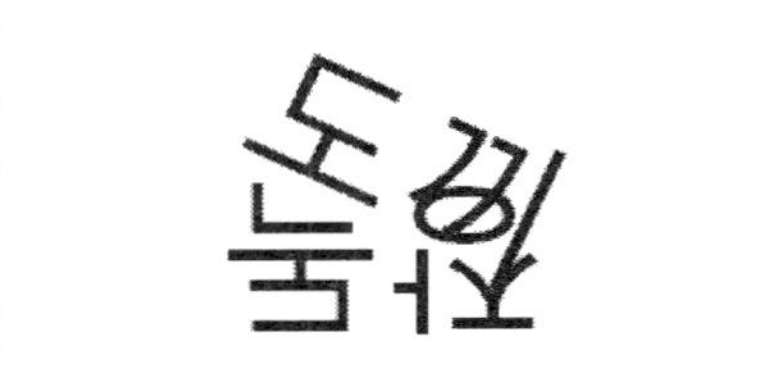	• 장독
망원경 •	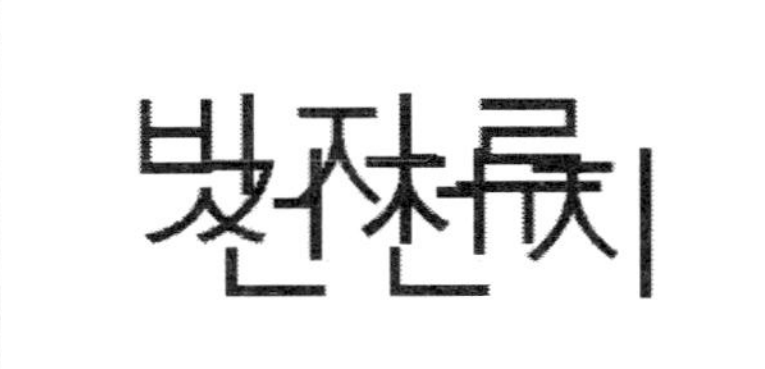	• 빗자루
호롱불 •	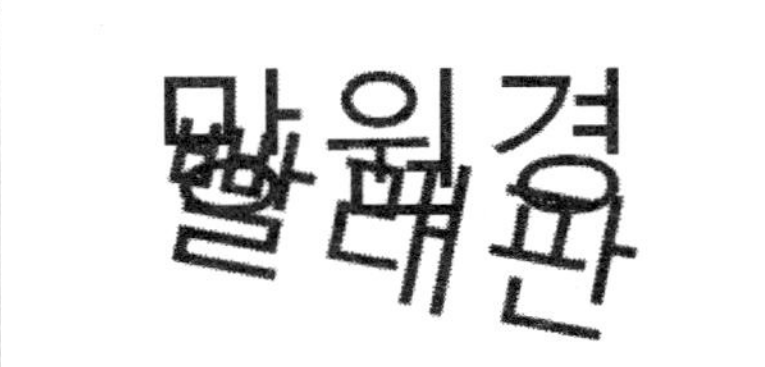	• 건전지
빨래판 •	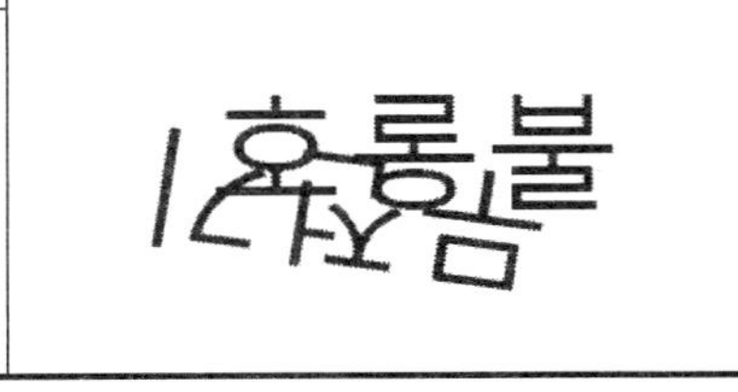	• 무전기

다음 단어로 끝말잇기를 하세요.

1. 냉 장 고 → ___ ___ → ___ ___ → ___ 첩
2. 오 징 어 → ___ ___ ___ ___ → ___ ___ → ___ 전
3. 우 주 → ___ ___ → ___ ___ → ___ 치
4. 화 가 → ___ ___ ___ → ___ ___ → 인 ___

정답) 1. 고서, 서민, 민첩 2. 어린아이, 이발, 발전 3. 주소, 소설, 설치 4. 가자미, 미인, 인상

다음 글을 주의 깊게 잘 읽어 보세요.

> 신라시대 때 **경주**에 홀어머니를 모시고 사는 **오누이**가 있었습니다. 몸이 편치 않아 한번도 **단풍구경**을 하지 못한 어머님의 소원을 들어주기 위하여 오빠는 **대장간** 일로 돈을 모으기 시작했고, 여동생은 **뜨개질**로 돈을 모았습니다. 어느덧 무더운 여름이 지나고 가을이 다가오면서 **내장산**으로 단풍구경을 가게 되었습니다. 하지만 어머님의 건강이 갑자기 나빠져 가마를 타고 가지 못하고 배로 내장산이 있는 정읍 부근까지 가야했기 때문에 돈이 모자라게 되었습니다. 그래서 그들은 갑자기 돈을 더 모으기가 힘들어 암탉을 사서 달걀을 팔아 돈을 더 모으기로 하였습니다.

1. 위의 글을 읽고 아래의 빈 칸을 알맞게 채워보세요.

신라시대 때 (　　　)에 홀어머니를 모시고 사는 (　　　)가 있었습니다. 몸이 편치 않아 한번도 (　　　)을 하지 못한 어머님의 소원을 들어주기 위하여 오빠는 (　　　)일로 돈을 도으기 시작했고, 여동생은 (　　　)로 돈을 모았습니다. 어느 듯 무더운 여름이 지나고 가을이 다가오면서 (　　　)으로 단풍구경을 가게 되었습니다. 하지만 어머님의 건강이 갑자기 나빠져 가마를 타고 가지 못하고 배로 내장산이 있는 정읍 부근까지 가야했기 때문에 돈이 모자라게 되었습니다. 그래서 그들은 갑자기 돈을 더 모으기가 힘들어 (　　　)을 사서 달걀을 팔아 돈을 더 모으기로 하였습니다.

정답) 1. 경주, 오누이, 단풍구경, 대장간, 뜨개질, 내장산, 암탉

아래의 그림과 같이 반복되는 모양을 빈곳에다가 펜으로 똑같이 그려보세요.

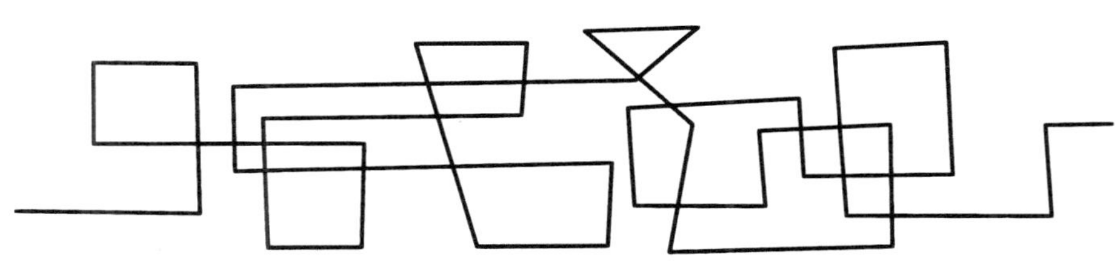

다음 탁자의 크기가 같도록 세 등분 해 보세요.

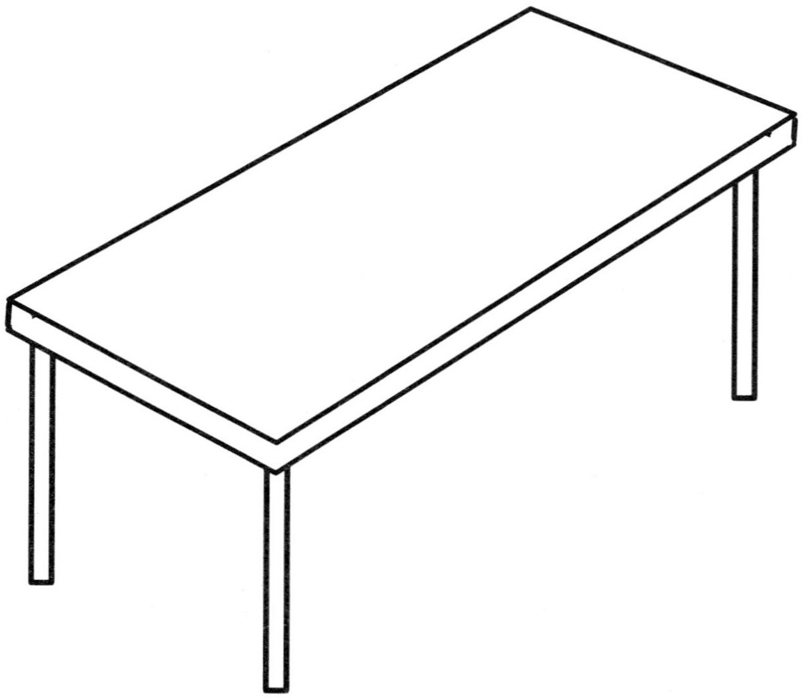

다음은 발음하기 어려운 단어들입니다.
각 단어를 10회 연속하여 빠르고 정확하게 발음해보세요.

1. 돌솥비빔밥

2. 숯불불고기

3. 장충동족발

4. 양념꼼장어

5. 쿵덕더덕덕

6. 낭랑18세

아래의 표에는, 4가지 범주에 속하는 단어들이 각각 4개씩 제시가 되어 있습니다.
각 범주에 해당하는 단어들을 순서대로 외워 보세요.
다 외웠으면 아래의 빈칸에 한번 채워 보도록 합시다.
다 못 외우셨다면, 다 외울 수 있을 때까지 반복해 보세요.

곤충	꽃	나무	악기
개미	나팔꽃	단풍나무	나팔
거미	카네이션	대나무	피아노
나비	코스모스	소나무	가야금
매미	해바라기	은행나무	장구

곤충	꽃	나무	악기

OO홈쇼핑의 신참 쇼핑호스트 삼순양. 고객들은 최대한 싼 제품을 많이 사려고 하겠죠? 고객이 되어 맘껏 쇼핑을 해보세요...
(단, 만원이상 구매시 택배는 공짜! 돋보기는 그 날 가장 할인율이 큰 품목을 살 수 있게 도와주는 기능으로 이용시 3,000원의 이용료가 부가됩니다)

<table>
<tr><td colspan="4">OO홈쇼핑 찬스!</td></tr>
<tr><td rowspan="2">엄마를 위한 선물!
나들이 모자
15,000원
→3,750원</td><td colspan="2">가격 파괴</td><td rowspan="2">1개 사면
1개 공짜!!
농구공 2,000원
→1,000원</td></tr>
<tr><td>가방
25,000원
→12,500원</td><td>운동화
20,000원
→10,000원</td></tr>
<tr><td rowspan="2">50% 왕창 세일
세탁기 1대
70,000원
→35,000원</td><td colspan="2">이월상품 대 처분</td><td rowspan="3">주전부리 간식
모음 세트
5000원
→3,750원</td></tr>
<tr><td>고급 블라우스
20,000원
→15,000원</td><td>반짝이 구두
만원
→2,500원</td></tr>
<tr><td colspan="2">이윤 포기
로션 5,000원→1,250원</td><td>골라골라 최저가격</td></tr>
<tr><td colspan="2" rowspan="2">재킷 50,000원→37,500원</td><td rowspan="2">바지 100,000원
→75,000원</td><td>전국택배 5,000원</td></tr>
<tr><td>돋보기 3,000원</td></tr>
</table>

1. A씨는 구두와 간식세트를 택배로 주문하려합니다. 얼마를 계산해야 하나요?

2. 할인율이 50%인 상품 4개를 샀습니다. 이들은 모두 얼마인가요?

정답) 1. 11,250원 / 2. 58,500원

인지훈련 프로그램

______년 _____월 _____일

일기예보도입니다. 내일의 날씨예보와 파도의 높이입니다. 기온이 제일 높은 도시와 파도가 제일 높은 바다 그리고 비가 오는 도시의 외우고 이름을 쓰시오.

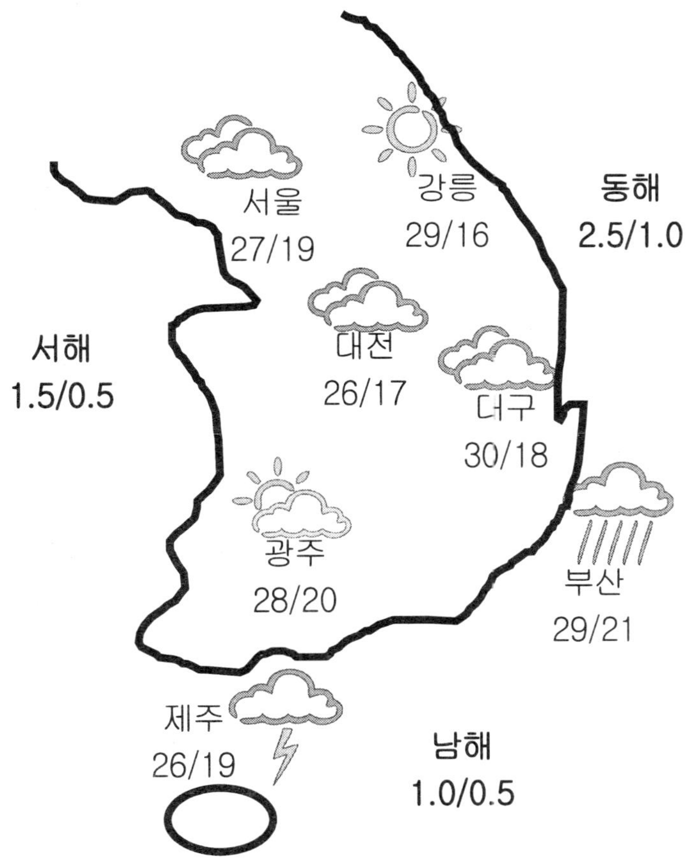

정답) 기온이 높은 곳: 대구, 파도가 높은 바다: 동해, 비가 오는 곳 : 부산

다음 탁자의 크기가 같도록 네 등분 해 보세요.

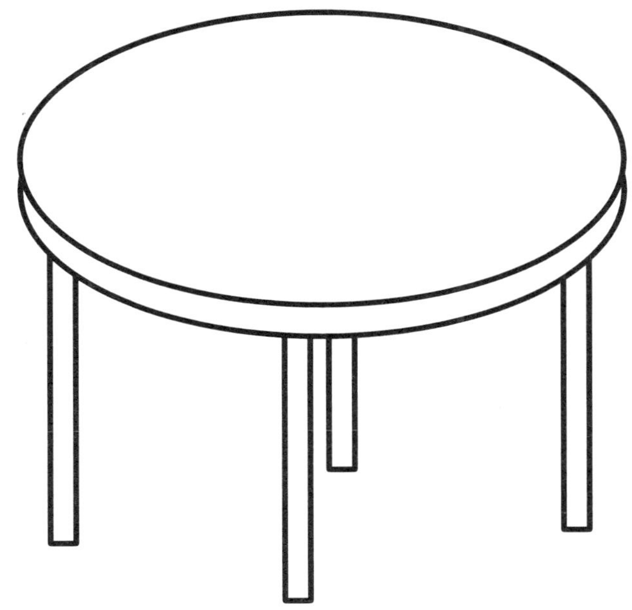

아래의 그림과 같이 반복되는 모양을 빈곳에다가 펜으로 똑같이 그려보세요.

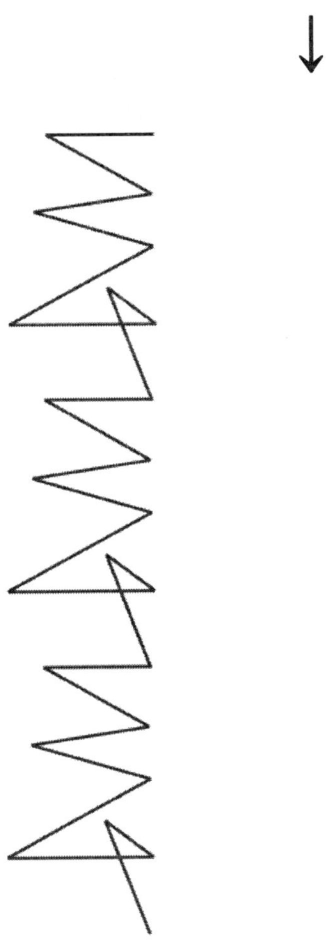

네 가지 그림이 겹쳐져 있네요. 어떤 그림들이 겹쳐져 있는 것일까요?

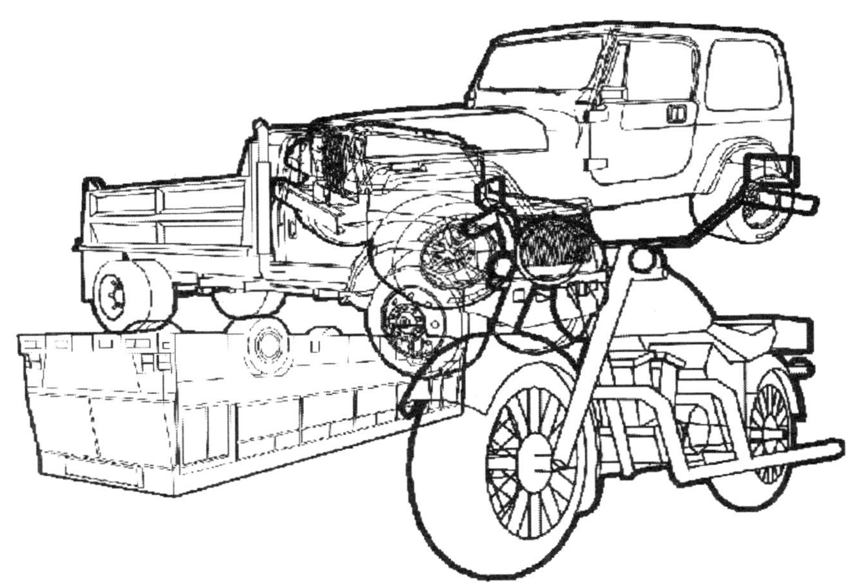

정답) 오토바이, 버스, 트럭, 지프차

다음 그림을 보고 어떤 속담을 표현한 것인지, 또 그 속담의 뜻은 무엇인지 말해보세요.

1.

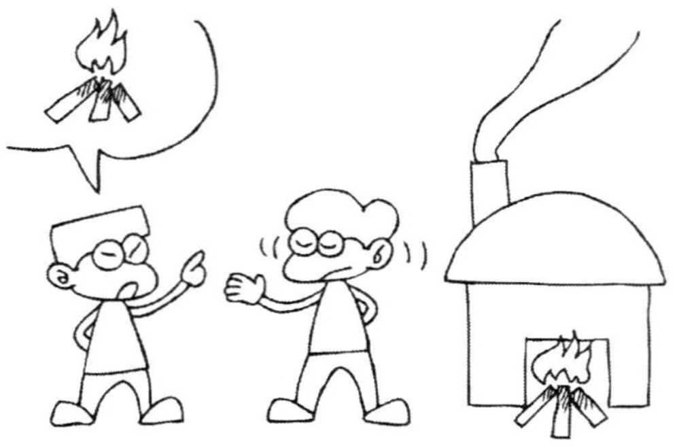

2.

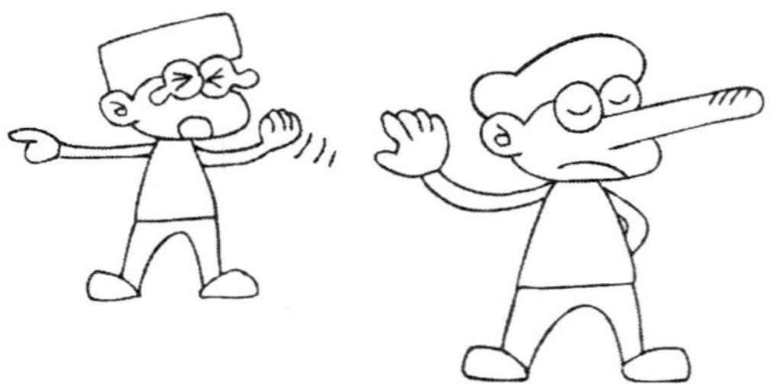

3.

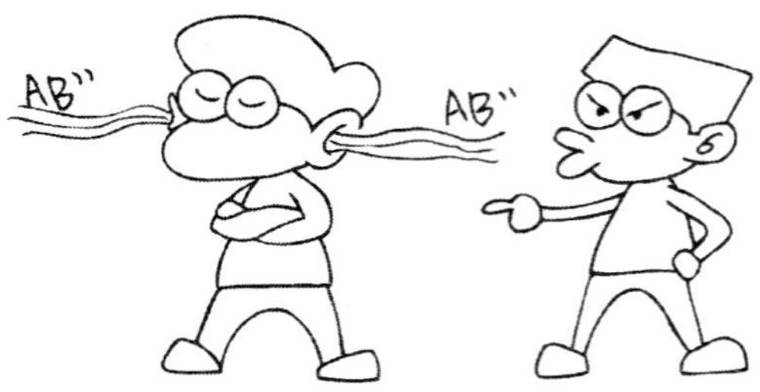

정답) 1. 아니 땐 굴뚝에 연기 나랴 2. 내 코가 석자, 3. 한 귀로 듣고 한 귀로 흘린다.

다음은 발음하기 어려운 문장들입니다.
각 문장을 5회 연속하여 빠르고 정확하게 발음해보세요.

1. 들의 콩깍지는 깐 콩깍지인가 안깐 콩깍지인가. 깐 콩깍지면 어떻고 안 깐 콩각지면 어떠냐. 깐 콩까지나 안 깐 콩깍지나 콩깍지는 다 콩깍지인데

2. 간장 공장 공장장은 강 공장장이고, 된장 공장 공장장은 공 공장장이다.

3. 저 분은 백 법학박사이고 이 분은 박 법학박사이다.

동그라미, 세모, 네모가 뒤죽박죽으로 섞여 있어요. 같은 모양끼리 모아 재배열하면 흔히 쓰는 4자로 된 말이 만들어집니다. 어떤 말인 맞춰보세요.

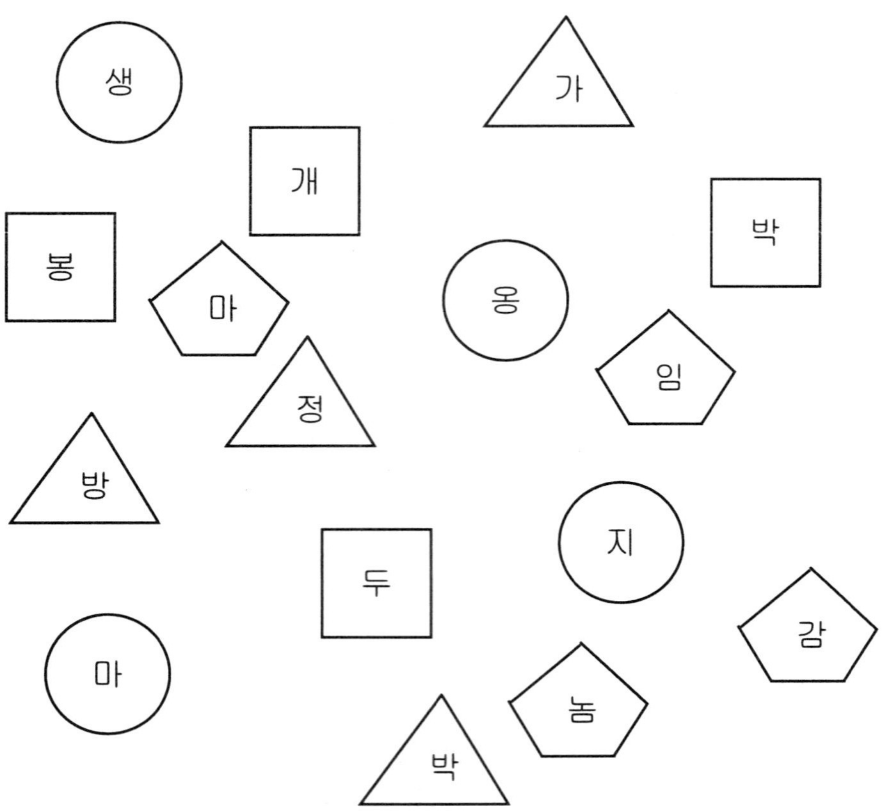

정답) 동그라미 : 새옹지마 / 세모 : 가정방문 / 네모 : 개봉박두 / 오각형 : 마감임박

빈칸에 들어가야 할 말은 무엇일까요?

(　　)란도란

(　　)검절약

(　　)삼모사

동(　　)동락

(　　)필귀정

(　　)리멸렬

조기축(　　)

정답) 도, 근, 조, 고, 사, 지, 구

인지훈련 프로그램

_______년 _____월 _____일

헬리콥터를 타고 우리나라의 각 지역에 농산물을 투하합니다. 매달린 순서대로 6곳의 도시에 하나씩 투하합니다. 다음 지시에 답해 보세요. (연필로 줄을 치면서 보세요)

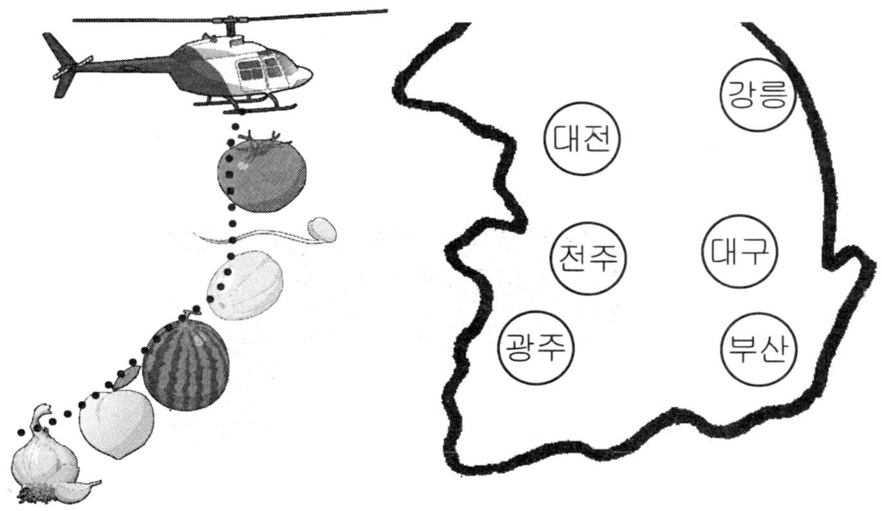

1. 헬리콥터를 타고 갑니다. 대전 → 토마토, 전주 → 콩나물, 광주 → 수박, 부산 → 복숭아, 대구 → 참외, 강릉 → 마늘 순으로 농산물을 투하합니다.

문제) 내용을 잘 기억한 뒤, 다음 빈칸을 채워 넣어보세요.
대전 → ( ), 전주 → ( ), ( ) → 수박, 부산 → ( ), 대구 → ( ), 강릉 → 마늘 순으로 농산물을 투하합니다.

정답) 토마토, 콩나물, 광주, 복숭아, 참외

다음은 발음하기 어려운 문장들입니다.
각 문장들을 5회 연속하여 빠르고 정확하게 발음해보세요.

1. 칠월칠일은 평창친구 친정 칠순 잔칫날

2. 고려고 교복은 고급교복이고 고려고 교복은 고급원단을 사용했다.

3. 한국관광공사 곽진광 관광과장

4. 넉 섬은 넉지에 널따랗게 널으니 넓던 널방석이 널뛰기도 모자라게 되었다.

아래의 두 쇠공이 움직이는 추입니다. 같은 모양의 무게추를 골라보세요.

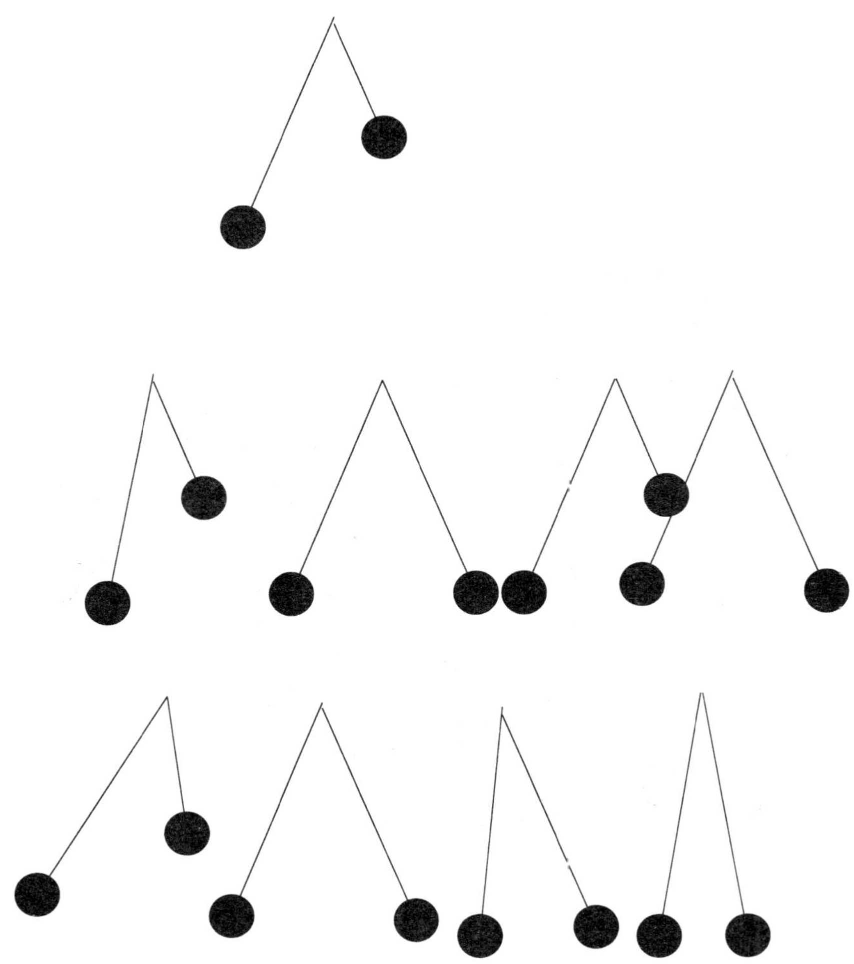

정답) 두번째줄 첫번째

다음 겹쳐진 글자가 있습니다. 서로 맞는 글자에 줄을 그어보세요.

으이 •		• 인삼
누에 •		• 석류
숟가락 •		• 신호등
젓가락 •		• 메뚜기
달팽이 •		• 주전자

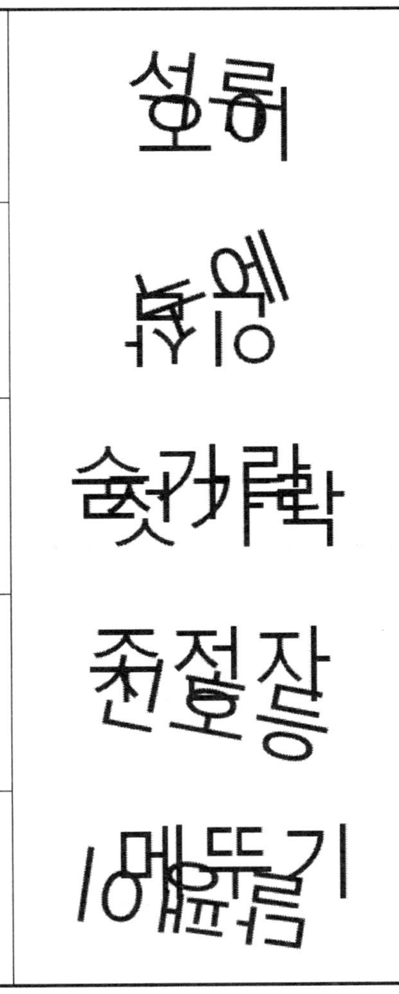

네 가지 그림이 겹쳐져 있네요. 어떤 그림들이 겹쳐져 있는 것일까요?

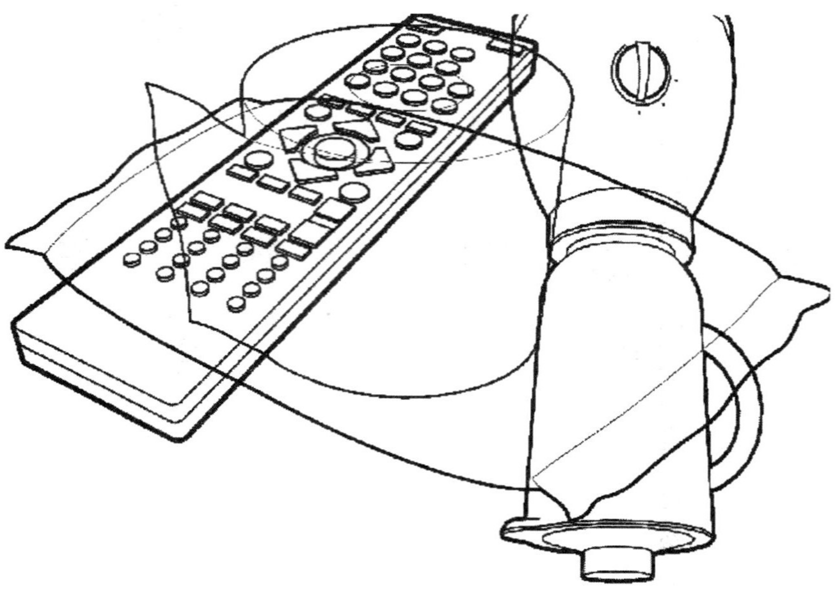

정답) 리모콘, 두루마리 휴지, 베개, 믹서기

다음의 그림을 잘 보시고 빈 공간에 똑같이 그려보세요.

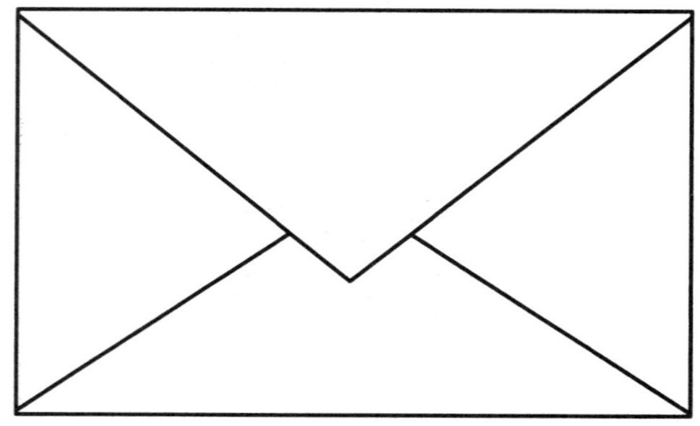

가로, 세로 힌트를 잘 보고 낱말퍼즐을 완성해 보세요.

■	1.		2.	
■	■	■		■
3.			4.	
■	5.			
■	■	■	■	

가로> 1. 빛을 비추면 반대편에 어둡게 생기는 것으로
　　　2. 철을 끌어 당기는 물질
　　　3. 우리나라 사람들이 제일 좋아 하는 돼지 부위
　　　4. 얼굴이나 몸에 난 수염이나 잔털을 깎는 것
　　　5. 몸을 깨끗이 씻기 위해 가는 곳
세로> 1. 우리나라 사람들이 자주 먹는 대표적인 중국 음식
　　　2. 설날 때 자주 먹는 음식으로 하얀 떡을 썰어 국으로 만들어 먹음

정답) 가로> 1. 그림자 / 2. 자석 / 3. 삼겹살 / 4. 면도 / 5. 목욕탕
세로> 1. 떡국 / 2. 자장면

같은 모양의 무늬가 나열되어 있습니다. 지워진 부분이 옆의 무늬와 같아지도록 채워 넣으세요

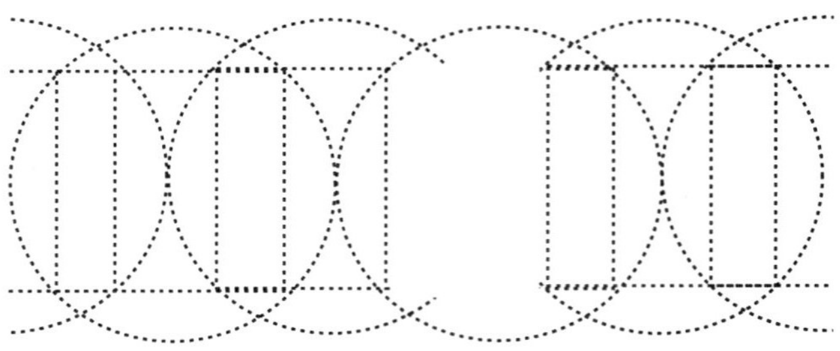

인지훈련 프로그램

_____년 _____월 _____일

다음은 발음하기 어려운 단어들입니다.
각 단어를 10회 연속하여 빠르고 정확하게 발음해보세요.

1. 합성착향료

2. 척추측만증

3. 까다만 콩깍지

4. 확률분포표

5. 강력접착제

다음의 그림을 잘 보시고 빈 공간에 똑같이 그려보세요.

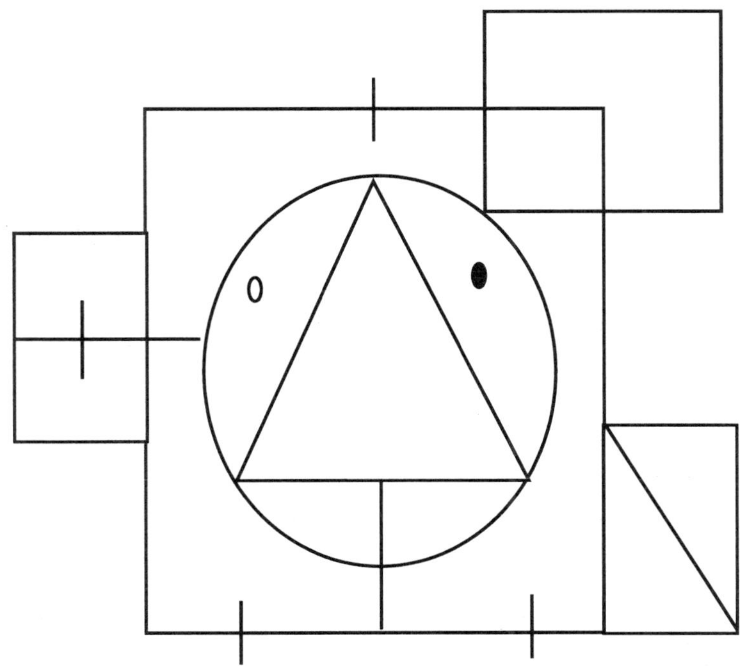

보시는 것은 지도입니다. 스파이가 지령에 적어진 순서로 지령을 시행한 후 다른 스파이와 접선을 하게 됩니다. 한 두 번 읽은 후 지도위에서 상대 스파이와 접선하게 될 장소가 어딘지 알아봅시다. 지령대로 과정을 거치지 않거나 다른 장소에서 만나게 되면 체포 됩니다. 지도위에서 예행연습을 해보십시오. (연필로 줄을 치면서 보세요)

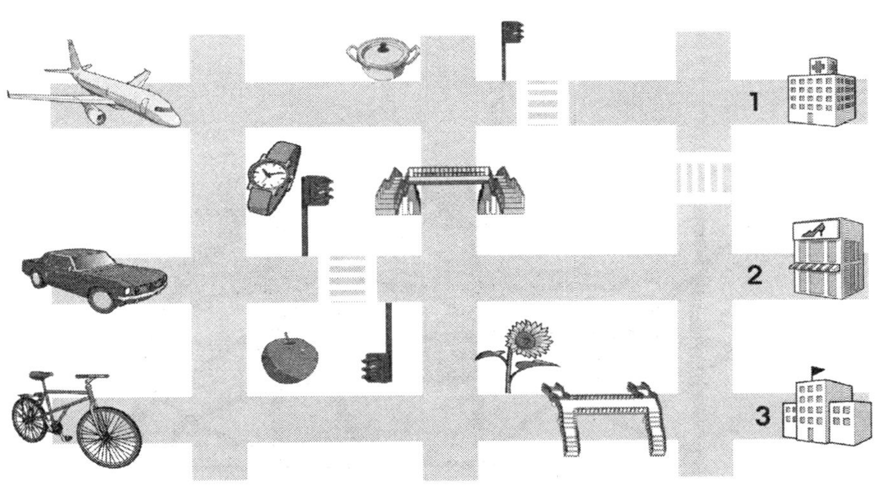

지령 1. 오후 6시에 자전거를 타고 가다 비행기로 갈아탄 후 육교와 횡단보도를 지나 1번 도로로 가시요.

1. 자가용을 타고 간 스파이의 지령을 기억해 보세요.

2. 자전거를 타고 간 스파이의 접선 장소는?

정답) 1. 오후 6시에 자전거를 타고 가다 비행기로 갈아탄 후 육교와 횡단보도를 지나 1번으로 간다. / 2. 병원

다음 탁자의 크기가 같도록 세 등분 해 보세요.

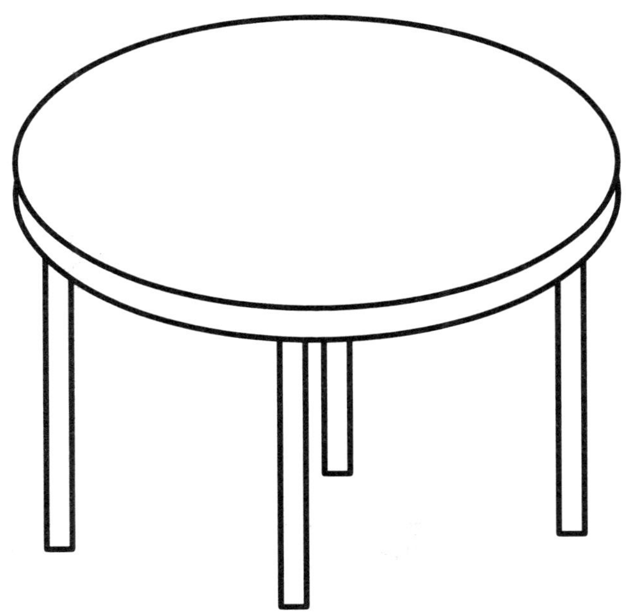

누가 그림위에다 낙서를 해놓았네요. 낙서를 하기 전의 그림은 무엇이었을까요?

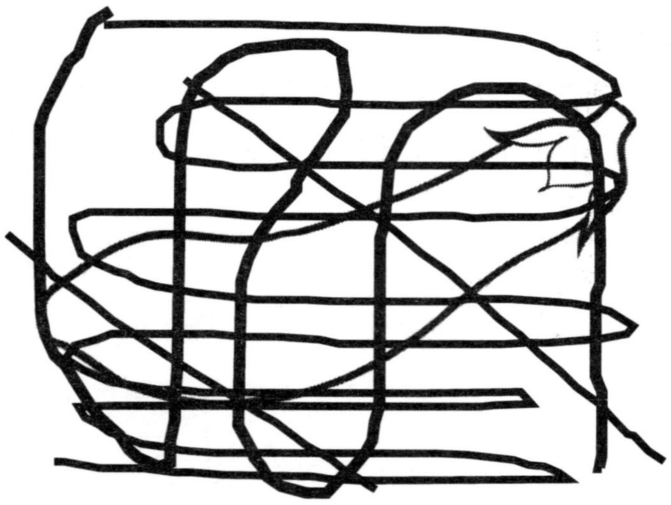

정답) 가지

성냥개비를 가지고 아래의 모양과 똑같이 만들어 보세요. 성냥 머리의 방향도 같아야 합니다.

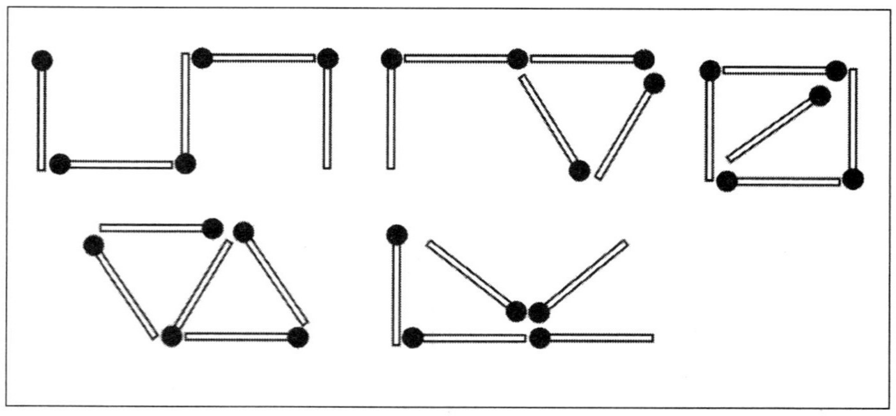

아래의 표에는, 4가지 범주에 속하는 단어들이 각각 4개씩 제시가 되어 있습니다.
각 범주에 해당하는 단어들을 순서대로 외워 보세요.
다 외웠으면 아래의 빈칸에 한번 채워 보도록 합시다.
다 못 외우셨다면, 다 외울 수 있을 때까지 반복해 보세요.

과일	가구	운동	건물
메론	장롱	테니스	약국
참외	책꽂이	볼링	구청
키위	화장대	배구	법원
복숭아	장식장	농구	보건소

과일	가구	운동	건물

1. 우리가 사용하는 낱말에는 숫자가 들어간 말이 많습니다. 수평방향으로 합산하고 마지막 수는 빼세요.

2. 수직방향으로 합산해보세요.

오대산	백세주	천리마	*예)5+100 -1000=-895*
사지선다형	사차선	오선지	
오성장군	이차대전	이차원	
이분법	천차만별	사차원	
삼수생	일차적	삼면	
오급 공무원	오리무중	구단	
5+4+5+2+3 +5=24			

정답) 1. 3, 5, 998, 1, 1 / 2. 1112, 1023

인지훈련 프로그램

______년 _____월 _____일

메트로놈입니다. 같은 기울기로 기운 것을 골라 보시오.

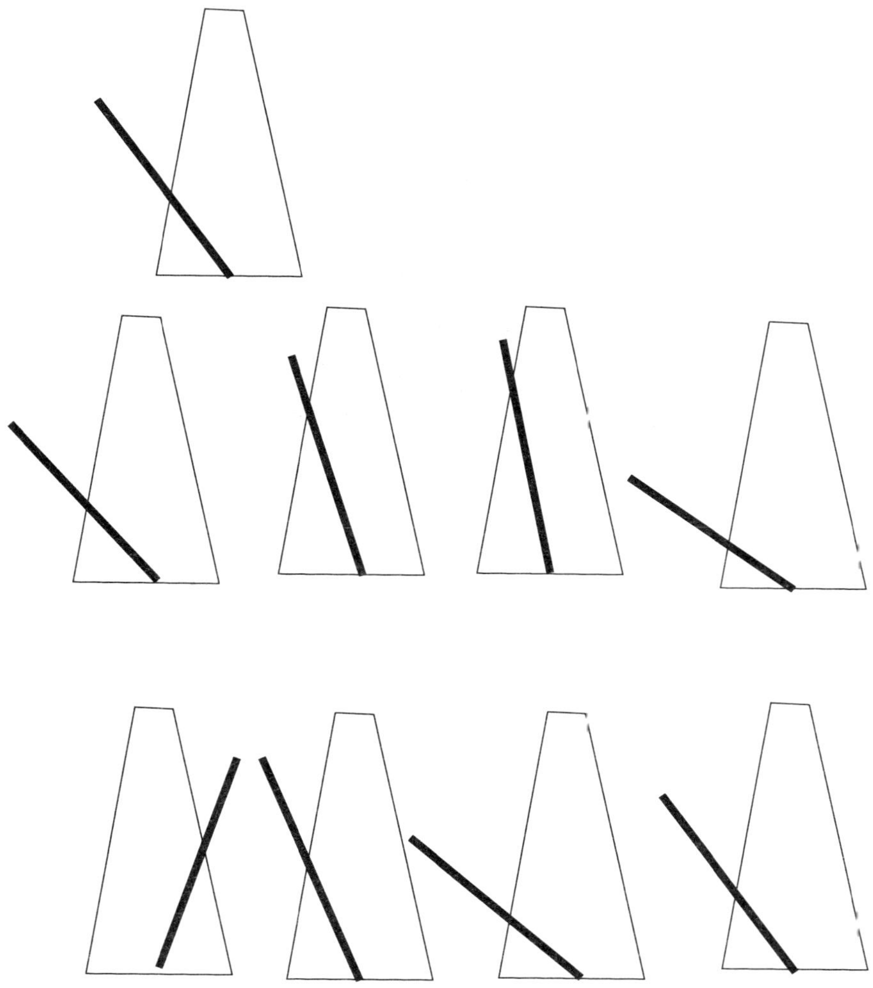

그려져 있습니다. 선을 기점으로 나머지 반을 그려보세요.

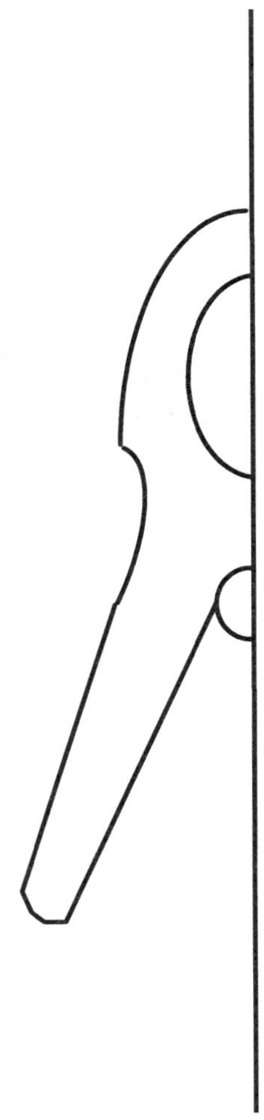

개미가 땅 굴속에 숨겨놓은 잠자리를 먹으로 들어갑니다. 연필로 줄을 그어 개미의 집안으로 들어가 봅시다. 옆줄에 선이 닿지 않도록 조심하면서!

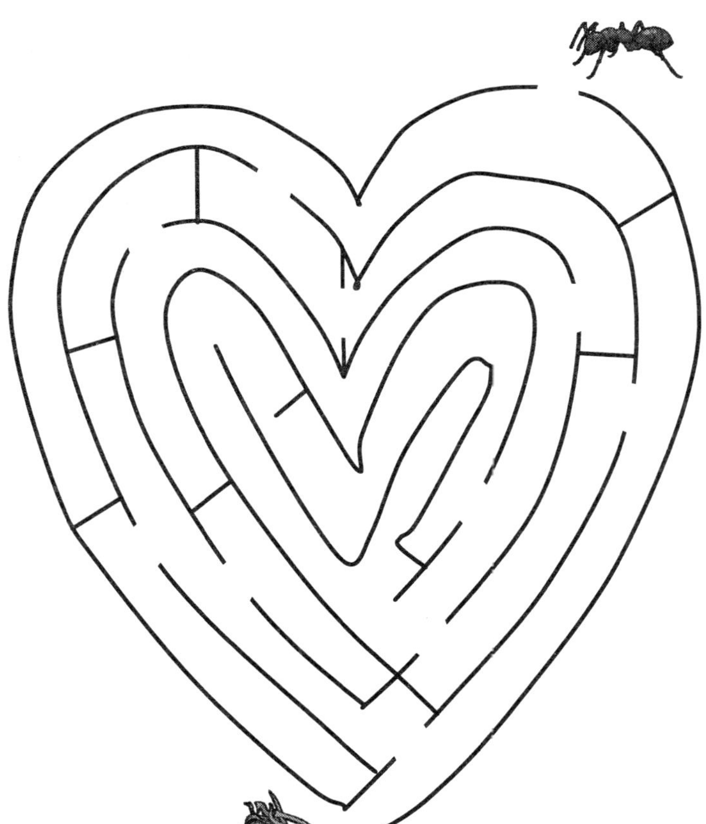

지프차와 오토바이를 가지고 있습니다. 주차장에 자동차와 오토바이를 주차 해 두었습니다. 어디에 주차했는지 위의 그림을 가리고 찾아 보세요.

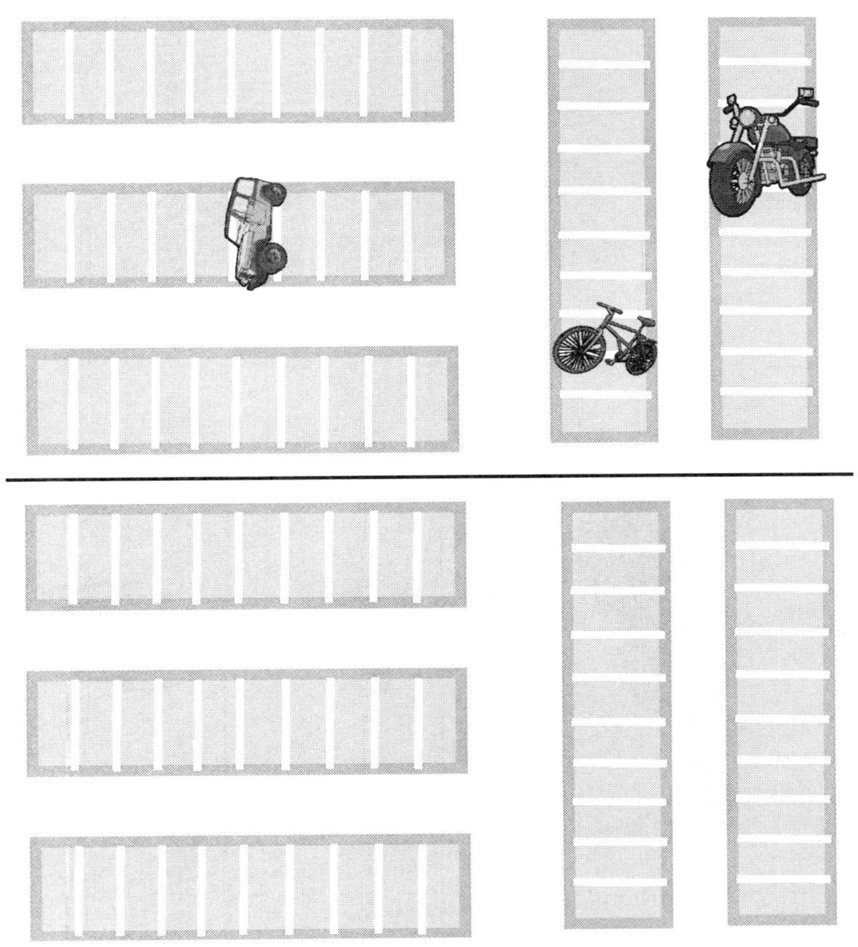

정답) 지프차, 오토바이, 자전거

성냥개비를 가지고 아래의 모양과 똑같이 만들어 보세요.
성냥 머리의 방향도 같아야 합니다.

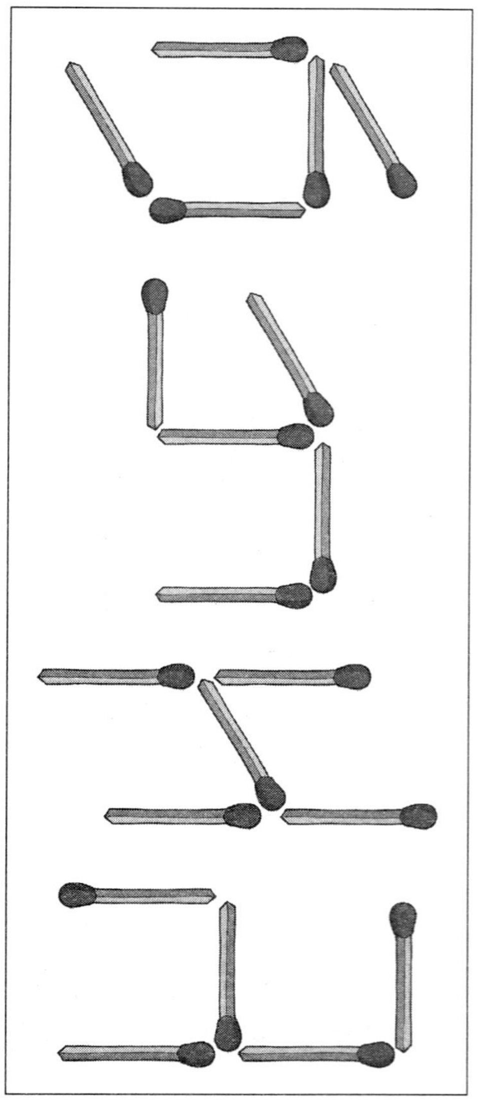

일상에서 볼 수 있는 물건들입니다. 하지만 잘 보면 이상한 곳(빠진 곳)이 있습니다. 찾아보세요.

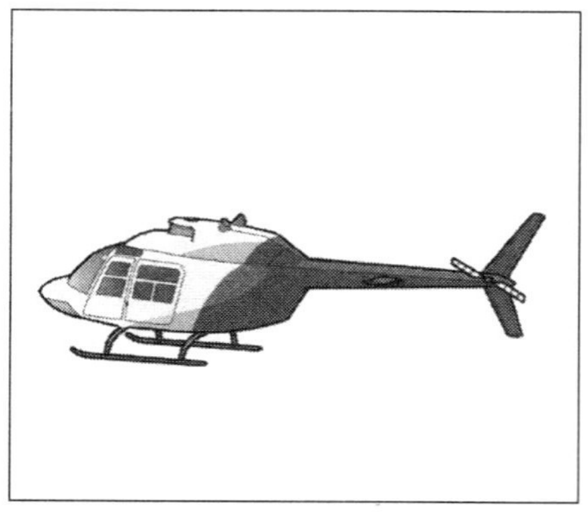

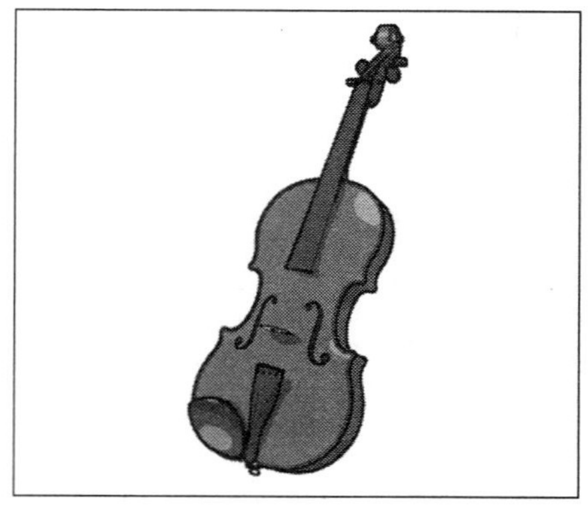

정답) 헬리콥터: 프로펠러, 바이올린: 줄

세 가지 그림이 겹쳐져 있네요. 어떤 그림들이 겹쳐져 있는 것일까요?

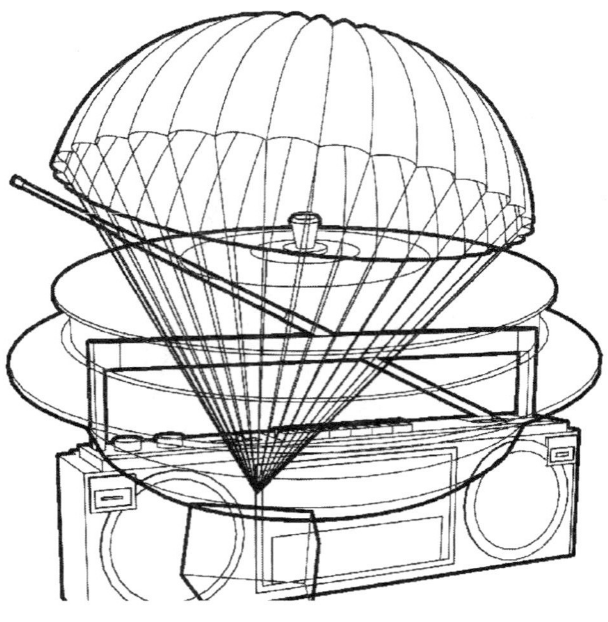

정답) 낙하산, 가마솥, 카세트플레이어

가로, 세로 힌트를 잘 보고 낱말퍼즐을 완성해 보세요.

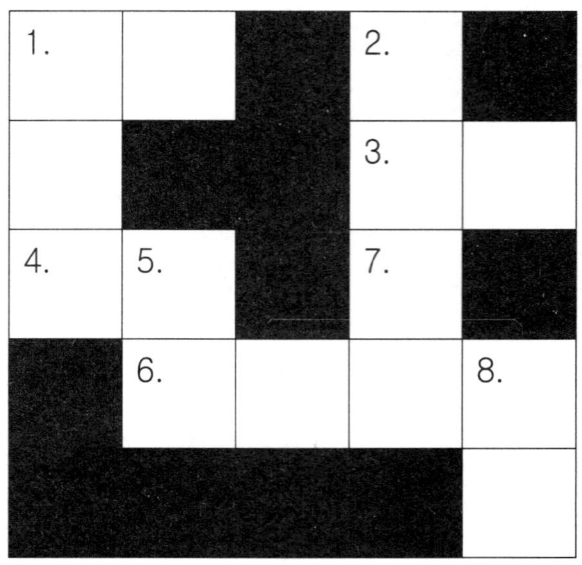

가로> 1. 얼굴과 손을 씻는 것
3. 생일이나 축하할 때 마음을 담아 주는 정성이 담긴 물건
4. 감기가 걸렸을 때 나오는 것
6. 우리나라를 이르는 말

세로> 1. 옷을 빨아 주는 기계
2. 너무 많이 불면 터지는 것
5. 서양식 잠자리
7. 마음에 쓰이는 일로 깊이 생각하는 것
8. 한 나라의 역사를 공부하는 과목

정답) 가로> 1. 세수 / 3. 선물 / 4. 기침 / 6. 대한민국
세로> 1. 세탁기 / 2. 풍선 / 5. 침대 / 7. 고민 / 8. 국사

인지훈련 프로그램

_______년 _____월 _____일

다음은 발음하기 어려운 단어들입니다.
각 단어를 10회 연속하여 빠르고 정확하게 발음해보세요.

1. 영동용봉탕

2. 게살샥스핀

3. 안양양장점

4. 안흥팥찜빵

5. 한라산산삼

6. 청송콩찰떡

'가'에서 '마'까지 선이 연결되어 있습니다. 각 선을 따라 가서 단나게 된 단어를 적어보세요.

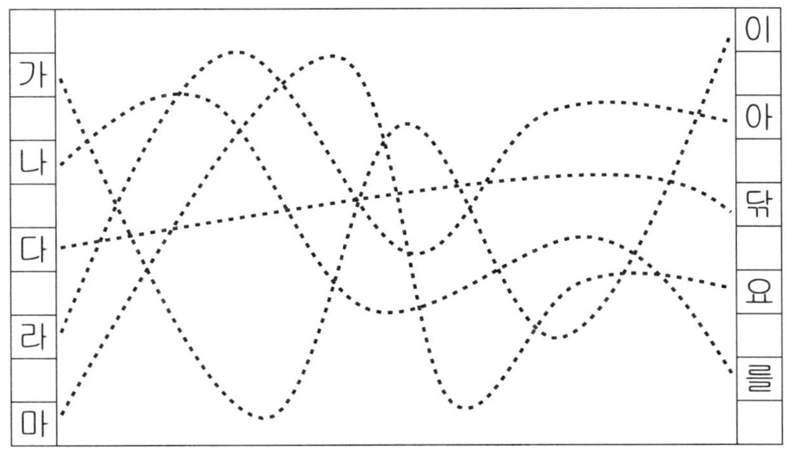

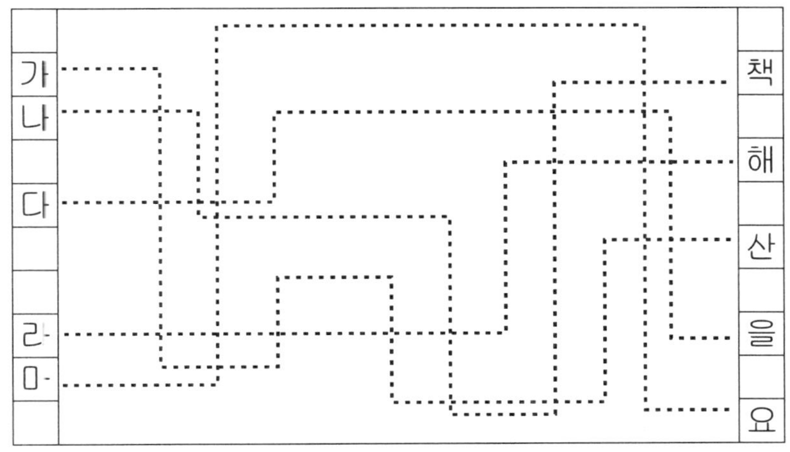

정답) 이를 닦아요, 산책을 해요

두 개의 클래식카입니다. 모양이 비슷하지만, 앞뒤의 모양, 헤드라이트, 손잡이, 타이어, 창문의 모양이 다릅니다. 같은 차의 사진끼리 모아 보세요. 각각 3개씩 입니다.

1

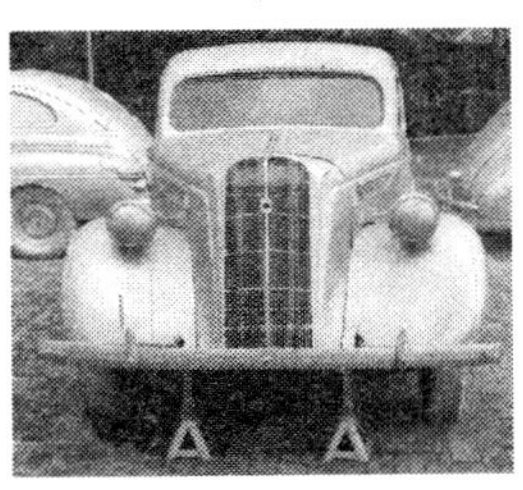

2

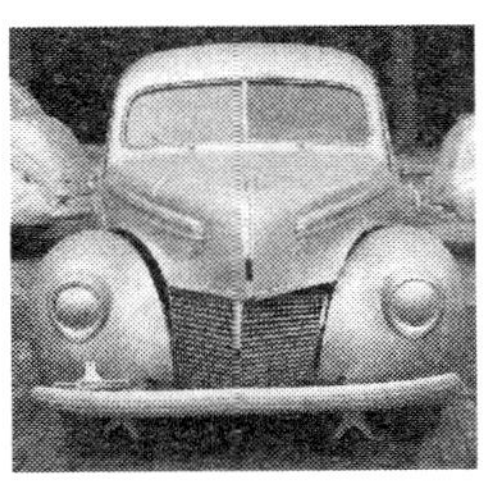

가

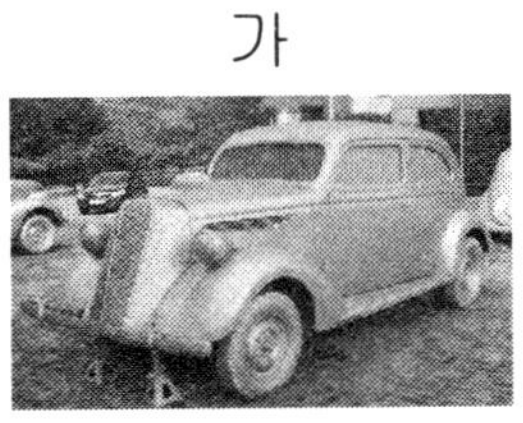

나

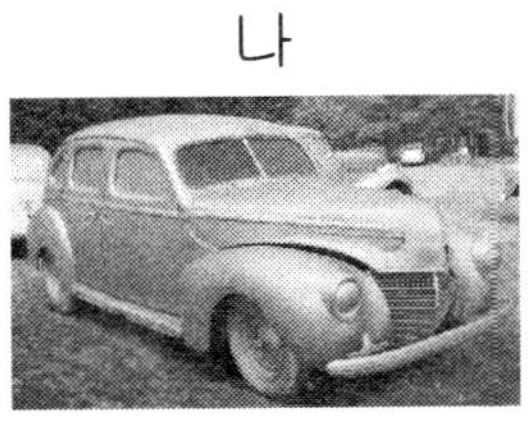

다

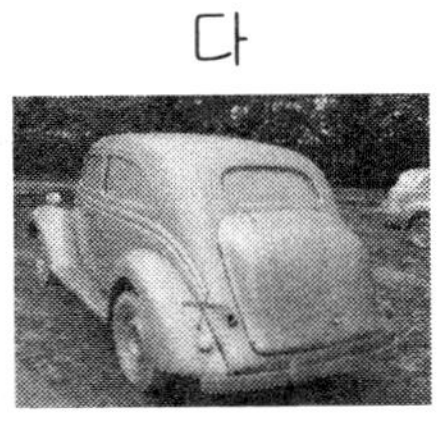

라

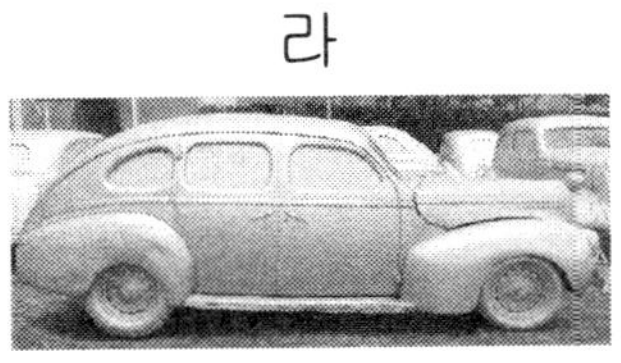

마

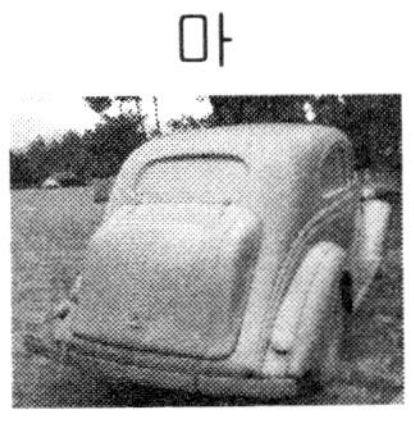

바

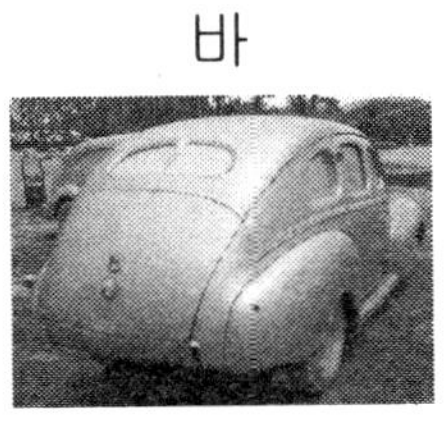

정답) 1번 차. 가, 다, 마 / 2번 차 나, 라, 바

1, 2, 3 순서대로 눈을 따라 움직여 보세요.

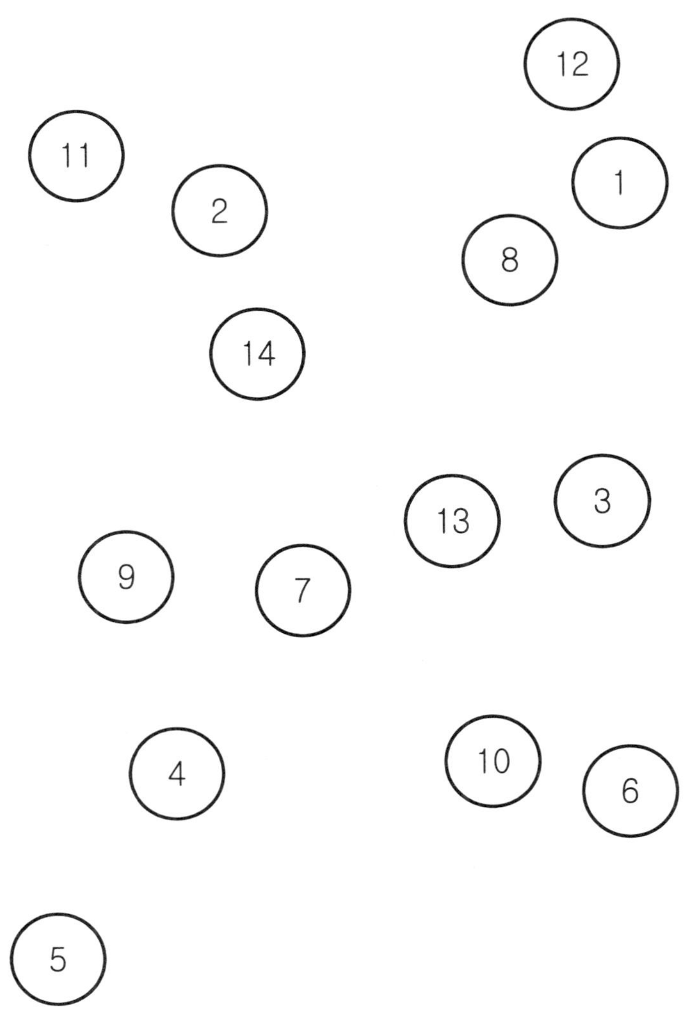

입체도형이 그려져 있습니다. 입체적인 느낌이 잘 표현되도록 그림과 똑같이 그려보세요.

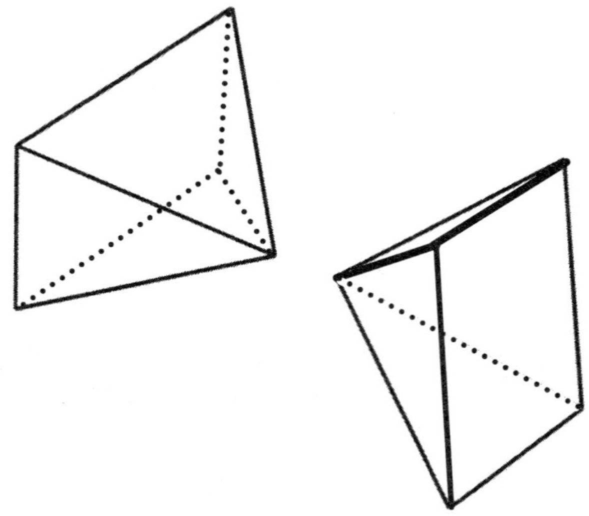

그림이 일부 지워져 있습니다. 그림은 무엇이었을까요?

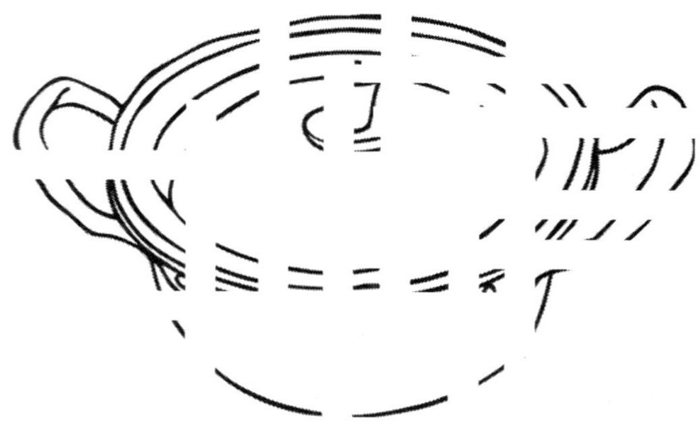

정답) 냄비

아래의 그림들 중에서 공통적인 것들을 3가지로 나누어 묶어보세요. 왜 그런지 이유도 말해보세요.

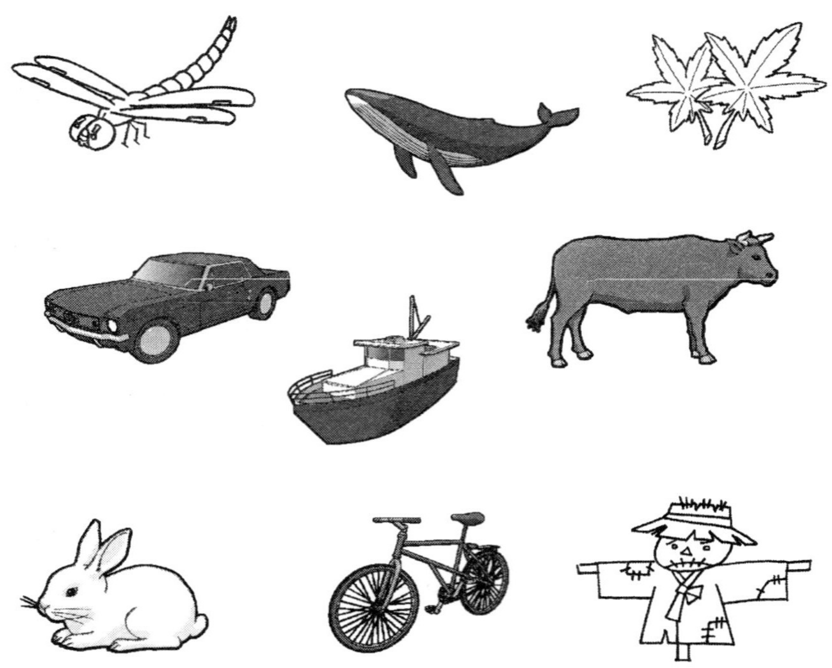

정답) 탈 것 : 자동차, 자전거, 배 / 동물 : 고래, 소, 토끼 / 가을 : 잠자리, 단풍잎, 허수아비

빈칸에 들어가야 할 말은 무엇일까요?

(　　)웃사촌

(　　)루뭉실

(　　)유유서

(　　)금살금

특급(　　)편

일(　　)단결

피(　　)파장

정답) 이, 두, 장, 살, 우, 심, 장

인지훈련 프로그램

_______년 _____월 _____일

울타리 뒤에 있는 동물은 무엇일까요?

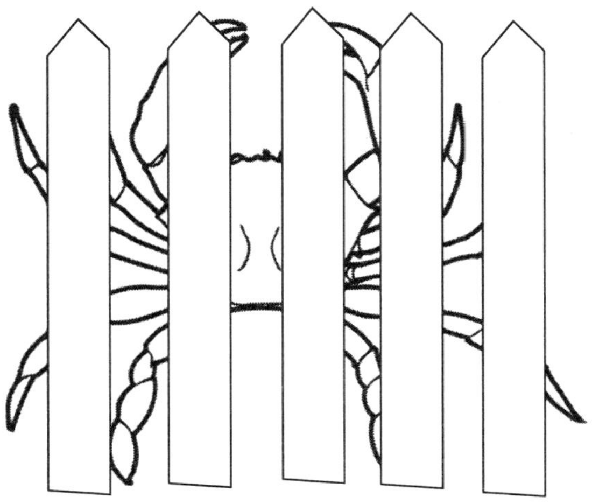

정답) 게

다음의 그림을 잘 보시고 빈 공간에 똑같이 그려보세요.

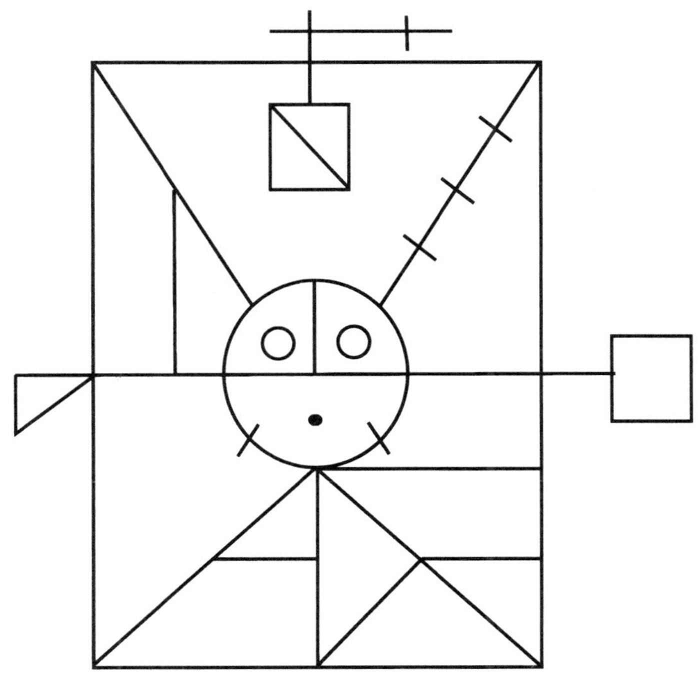

다음은 발음하기 어려운 문장들입니다.
각 문장들을 5회 연속하여 빠르고 정확하게 발음해보세요.

1. 다국적 기업이 다각적 통화 상태 협정의 다각적 결제로 다각 무역을 하며 단독국의 단순 상품생산은 단순 승인으로 담보 청구권의 담보 책임을 답습하였다.

2. 담임선생님의 담당과목은 화학과목이고 담임 닮은 담임선생님의 단골집 닮은 주인은 닭장에서 닭 모이 주는 것이 그의 취미이다.

3. 대공원의 봄 벚꽃 놀이는 낮 봄 벚꽃놀이보다 밤 봄 벚꽃놀이니라.

4. 한영 양장점 옆에 한양 양장점, 한양 양장점 옆에 한영 양장점

'가'에서 '마(바)'까지 선이 연결되어 있습니다. 각 선을 따라가서 만나게 된 단어를 적어보세요.

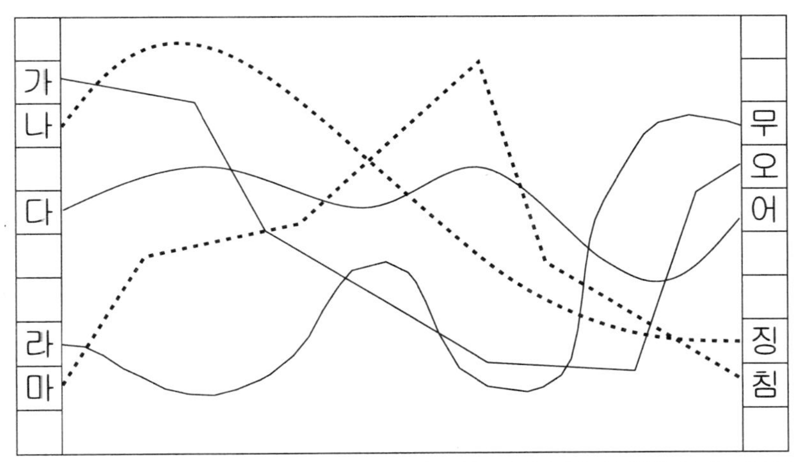

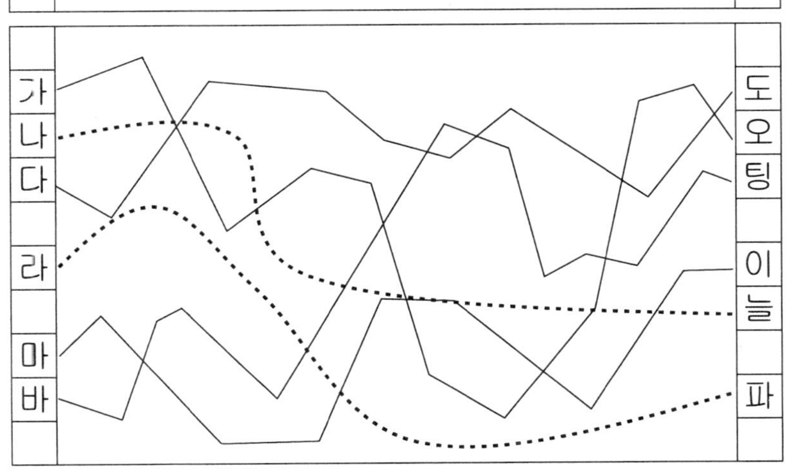

정답) 오징어우칭, 오늘도 파이팅

위 그림과 똑같이 아래 그림에 도형을 채워 넣으세요.

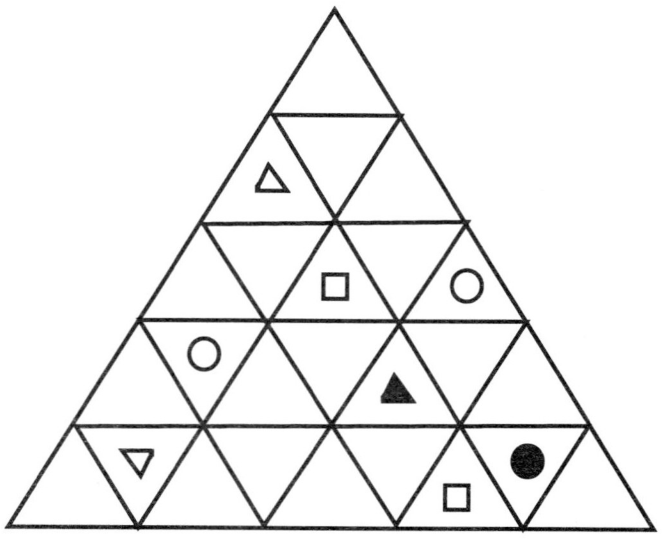

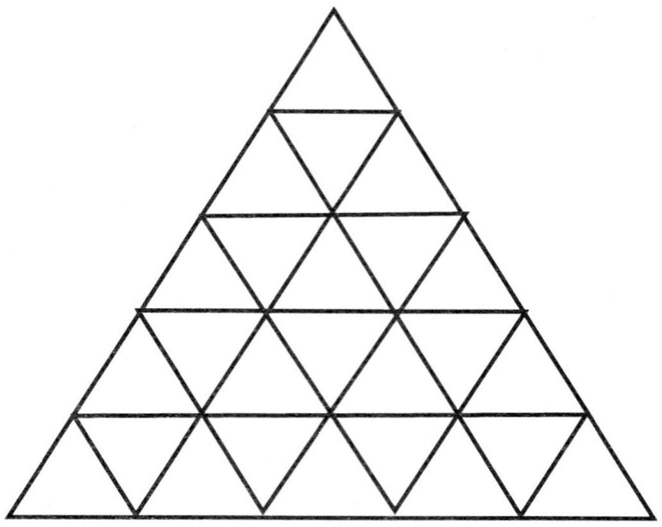

1. 우리가 사용하는 낱말에는 숫자가 들어간 말이 많습니다. 수평방향으로 합산을 해보세요.

2. 수직방향으로 합산해보세요.

사륜구동	십이지장	십진법	예)4+12 +10=26
삼파장	사파전	팔각정	
오체투지	오장육부	오장육부	
구층석탑	일장일단	사대문	
사사오입	육조거리	사지마비	
오대양	일대일	팔경	
4+3+5+9+4 -5=25			

정답) 1. 15, 15, 14, 14, 14 / 2. 27, 23

손등 박수 순서에 따라 박수를 치세요.

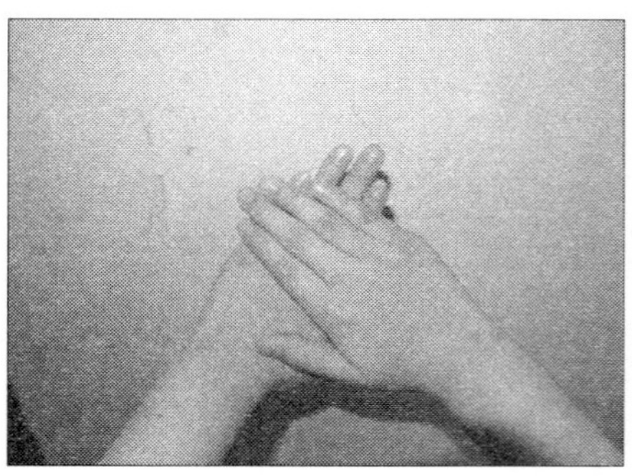
1

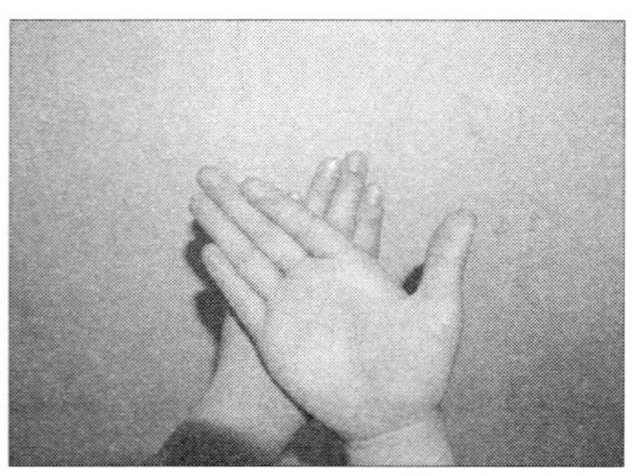
2

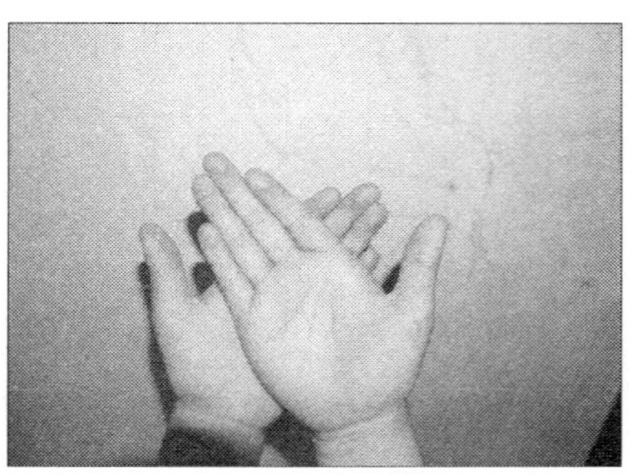
3

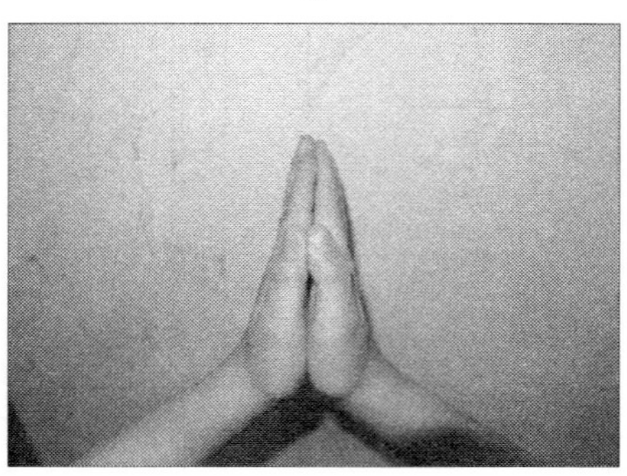
4

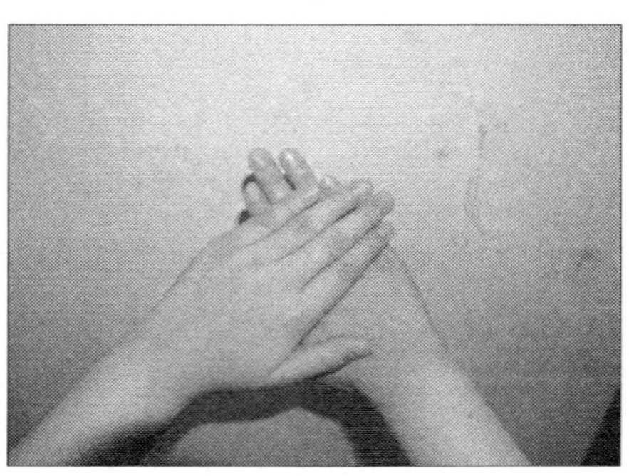
5

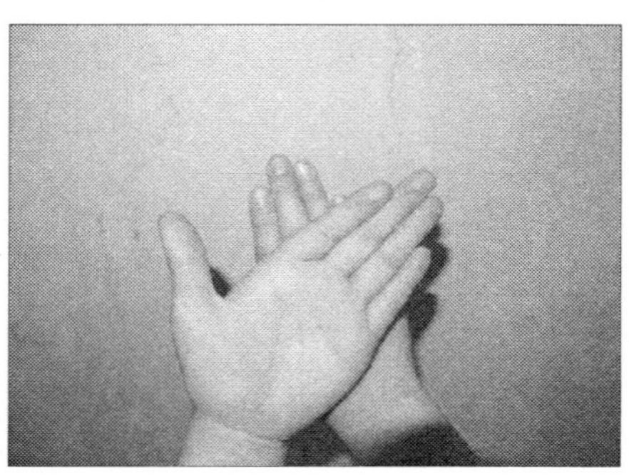
6

어휘력 향상 프로그램입니다. 기사의 제목으로 사용될 수 있는 문장들 입니다. 여러분의 상상력으로 기사의 제목을 채워보세요. 괄호 안에 똑같은 낱말이 들어갑니다.

1. (　　)을 향한 대한이의 첫 걸음
   (　　)의 중심에서 사랑을 외치다.
   시각 차이가 (　　)을 바꾸죠.
   (　　)에서 가장여린 숨결
   (　　)에 어떤 일이
   차별 없는 (　　)을 위하여
   성공하려면 자신을 (　　)에 알려라

2. 회사 생활의 시작은 (　　)로부터
   이 (　　)가 계속 될 것인가?
   화사한 (　　)와 뽀얀 피부로 인기가 많다.
   승리에 (　　)을 머금은 대한이

3. 의사봉 대신 (　　)으로
   고사리 (　　)의 모내기
   애들아 (　　) 씻자
   제 (　　)으로 직접 만든 김치입니다.
   마이다스의 (　　)
   어머니의 (　　)맛이 그리워요
   한 (　　)으로 버티기
   내 공이야 (　　) 때

정답) 1. 세상 / 2. 미소 / 3. 손

인지훈련 프로그램

_____년 _____월 _____일

입체도형이 그려져 있습니다. 입체적인 느낌이 잘 표현되도록 그림과 똑같이 그려보세요.

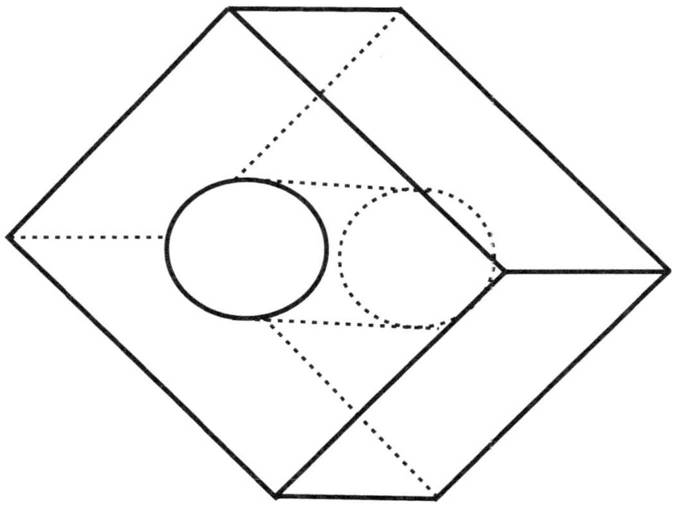

성냥개비를 가지고 아래의 모양과 똑같이 만들어 보세요. 성냥 머리의 방향도 같아야 합니다.

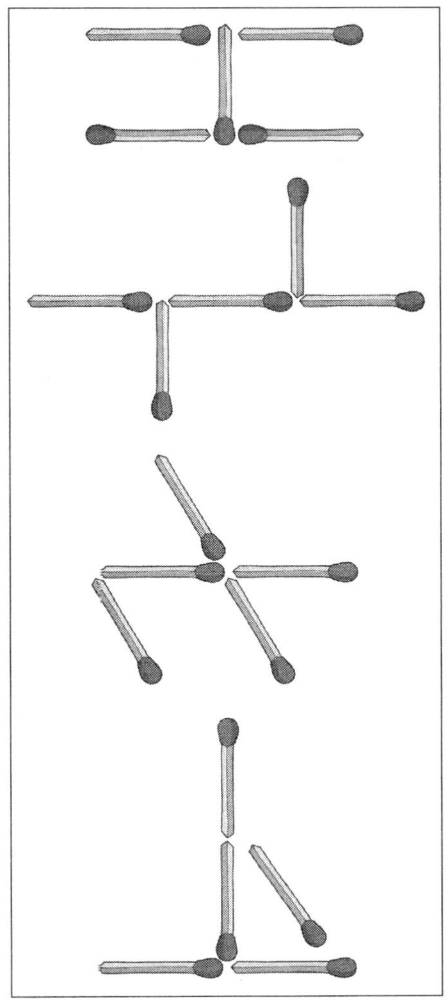

'1'에서 '5(6)'까지 선이 연결되어 있습니다. 각 선을 따라 가서 만나게 된 단어를 적어보세요.

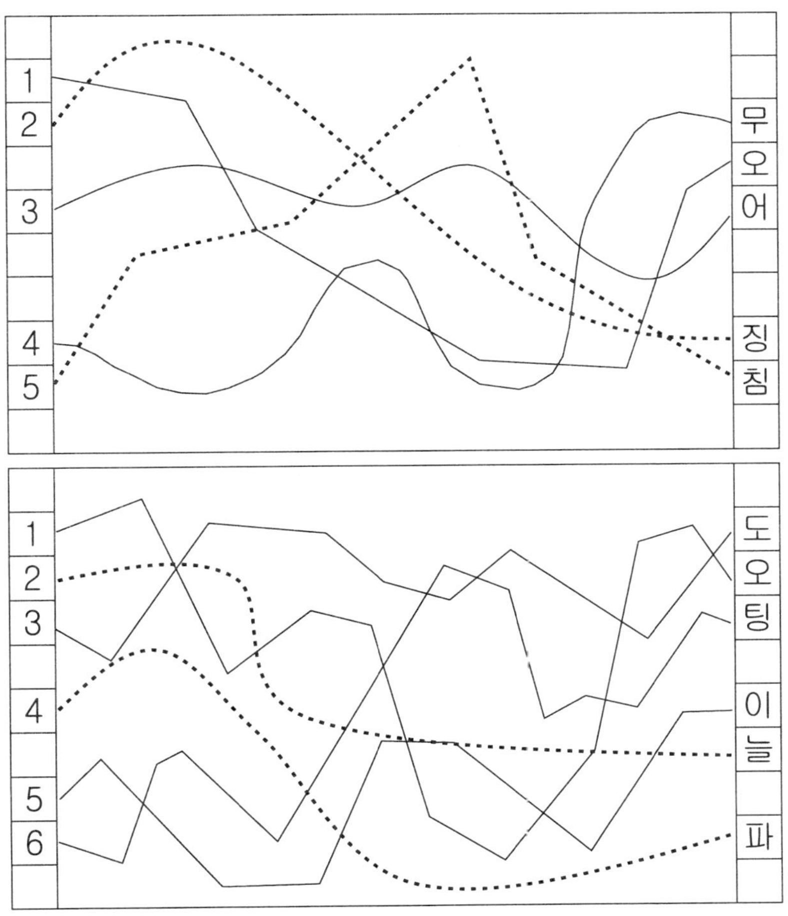

다음 사진을 보고 이야기를 해보세요.

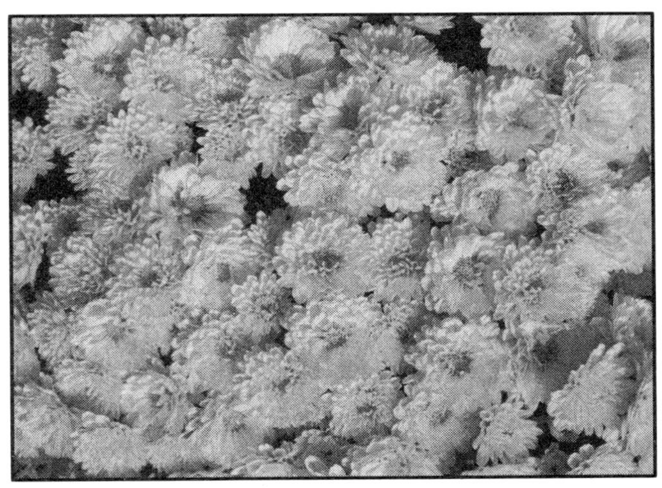

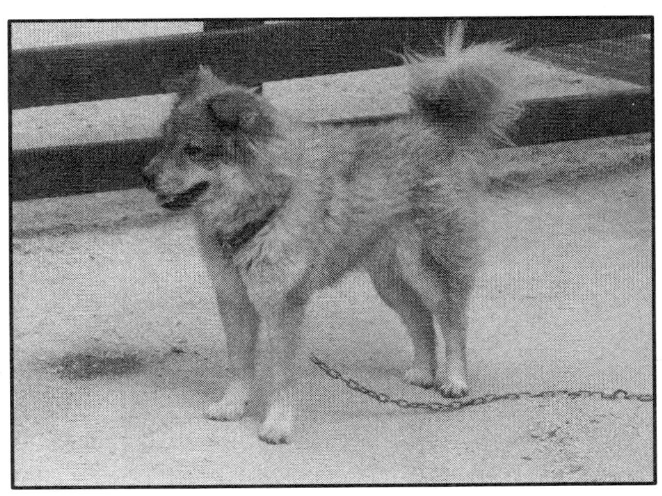

정답) 오징어무침, 오늘도 파이팅

아래의 표에는, 4가지 범주에 속하는 단어들이 각각 4개씩 제시가 되어 있습니다.
각 범주에 해당하는 단어들을 순서대로 외워 보세요.
다 외웠으면 아래의 빈칸에 한번 채워 보도록 합시다.
다 못 외우셨다면, 다 외울 수 있을 때까지 반복해 보세요.

과일	가구	운동	건물
수박	의자	등산	병원
딸기	책상	축구	우체국
바나나	소파	요가	영화관
사과	침대	태권도	어린이집

과일	가구	운동	건물

다음은 발음하기 어려운 문장들입니다.
각 문장을 5회 연속하여 빠르고 정확하게 발음해보세요.

1. 작년에 온 솥장수는 새 솥장수이고, 금년에 온 솥장수는 헌 솥장수이다.

2. 상표 붙인 큰 깡통은 깐 깡통인가? 안 깐 깡통인가?

3. 내가 그린 구름그림은 새털구름 그린 구름그림이고, 네가 그린 구름그림은 깃털구름 그린 구름그림이다.

어휘력 향상 프로그램입니다. 기사의 제목으로 사용될 수 있는 문장들 입니다. 여러분의 상상력으로 기사의 제목을 채워보세요. 괄호 안에 똑같은 낱말이 들어갑니다.

1. (　　)의 덕목인 '사랑'과 '봉사'를 중시합니다.
   네쌍둥이 자매가 한날한시에 자신들이 태어난 병원의 (　　)가 됐다.
   나이팅게일처럼 훌륭한 (　　)가 될게요.

2. 당신의 (　　)을 보내주세요.
   환갑의 나이에 법조인의 (　　)을 이루다.
   주경야독으로 '만학의 (　　)' 실현
   (　　)은 이루어진다.
   전날 '황금(　　)' … "정말 (　　)이 아니었어!"

3. 사람들은 그를 수많은 (　　)을 가진 배우라고 극찬했다.
   이번 작품에서 그녀의 또 다른 (　　)을 찾아 보여주겠다고 포부를 밝혔다.
   이승훈이 1바퀴 추월하는 순간, 메달 (　　)이 달라졌다.
   온도의 변화에 따라 (　　)이 바뀌는 '카멜레온 제품'이 뜬다.

정답) 1. 간호사 / 2. 꿈 / 3. 색깔

1. 우리가 사용하는 낱말에는 숫자가 들어간 말이 많습니다. 수평방향으로 두수를 합산하고 마지막 수는 빼세요.

2. 수직방향으로 합산해보세요.

팔자	백과사전	팔달문	예)8+100 -8=100
사색당파	사등급	육단	
오성장군	팔팔올림픽	삼각팬티	
이배수	천차만별	팔보채	
오등분	사통팔달	삼다도	
63빌딩	삼세번	칠공주	
8+4+5+2+5 +63=87			

정답) 1. 2, 90, 994, 6, 59 / 2. 1199, 35

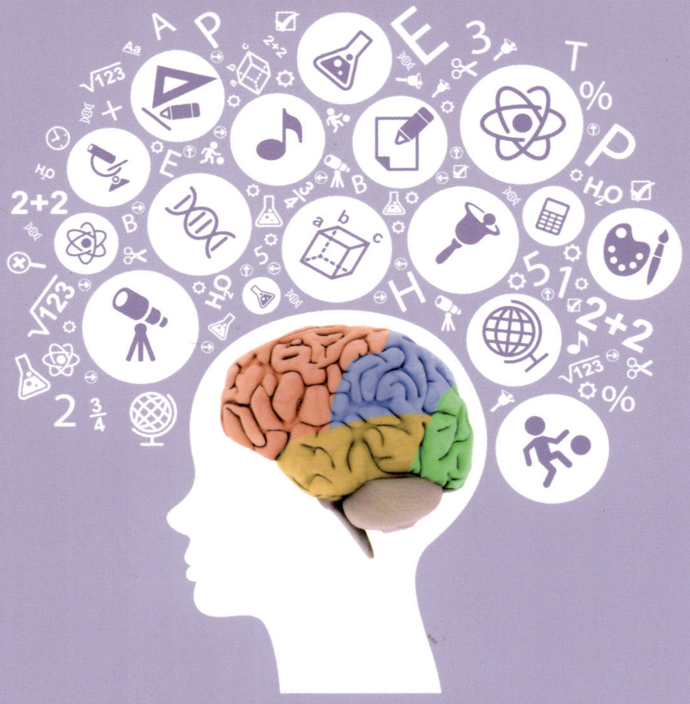

WILLIS COGNITIVE SCIENCE CENTER

윌리스 인지과학연구소

Brain Health

부산광역시 남구 수영로 172번길 13(대연동) 전 화 : 051-636-7570
홈페이지 : www.brainhealth.co.kr 이메일 : willis_brain@naver.com

인지훈련 프로그램

series no. 1. ART-BRAIN(정물)
series no. 2. ART-BRAIN(명화)
series no. 3. 일기장
series no. 4. 인지카드
series no. 5. 인지학습지
series no. 6. BRAIN HEALTH(전산화인지훈련)

값 10,000원

94800

9 788988 583401

ISBN 978-89-88583-40-1
ISBN 978-89-88583-36-4 (세트)